インスリン様成長因子

IGF-1と血流を増やせば

髪はみるみる生えてくる!

女性の薄毛の悩みも解消

医学博士 岡嶋研二

平原社

はじめに

薄毛は体の内側から治す

人類の歴史とともにあった薄毛の悩み

ある大手カツラメーカーの調査によると、日本人の薄毛率は25%以上、薄毛人口は1300万人に上るといわれています。これはアジアでは抜きん出た数字で、多くの日本人男性が薄毛や抜け毛などの毛髪の問題で悩んでいるのです。

ところが、毛髪問題は男性だけのものではありません。かつて薄毛は男性特有の悩みだと考えられていました。しかし、最近では女性でも増加してきています。その人口は600万人以上ともいわれ、日本人女性の約10人に1人が薄毛に悩んでいることになる計算です。

薄毛や抜け毛に悩まされるのは、現代人特有の問題ではありません。

歴史が始まったときから、人類にとっては大きな問題だったようです。古代エジプトでは、すでに「育毛剤」が考え出され、使われていたことが明らかになっています。ワニやカバ、ライオンなどの動物からとった脂肪分や、はちみつなどを薄くなった頭に塗った記録が残されているのです。それればかりではありません。ミイラとともにカツラも出土しているのです。

紀元前5世紀のギリシャの医者ヒポクラテスは、医学を原始的な迷信や呪術から切り離し、科学に基づく基礎学問として作り上げた「医学の祖」と称えられますが、彼もまた薄毛に悩まされた一人です。今日に残された文献によると、育毛剤の研究や開発に腐心し、ハトのフンや香草などを自分の頭に塗って試したといいます。しかし、効果的な「育毛剤」を開発するには至らなかったようです。

さらにギリシャの哲学者アリストテレスの悩みも薄毛でした。「髪の毛は温かく湿ったところに生える」と考え、大胆にも薄くなった頭にヤギの尿を塗っていたという話が伝わっています。

古代ローマの皇帝ジュリアス・シーザーも薄毛で、どんどん後退する髪の生え際を隠すために常時着用したのが月桂冠でした。こうやってなんとかして薄毛を隠す風潮はヨーロッパで綿々と受け継がれていきます。17世紀のフランス王ルイ13世は若い頃から薄毛だったことから早々とカツラをつけるようになりますが、臣下もまねをしてカツラをかぶったことから、カツラ着用が正装になったのです。「余の辞書に不可能はない」という名言を残したフランス皇帝のナポレオン・ボナパルトも薄毛で、今日に残った数多くの肖像画の多くは二角帽をかぶっていますが、これは、威厳を保つために公衆の前に出るときは帽子で薄毛を隠していたためと伝えられています。帽子をかぶる前には、おそらくさまざまな「育毛剤」を試したのでしょうが、薄毛の解決には至らず、こればかりは「不可能」だったようです。

育毛剤に関しては、昔も今もかなり「まゆつば」ものが出回っていたようです。アメリカでは19世紀になると、万能薬「スネークオイル」が流行しました。直訳すると「蛇油」――いわばアメリカ版「ガマの油」のようなものと考えていいでしょう。この「スネークオイル」は、やがて「セブンスターヘッド育毛剤」として売られるようになると爆発的にヒットしました。しかし、育毛剤の中身は怪しげな液体で、効果はまるでなかったのですが……。

これに対して、「インチキな薬を買うな」とのキャンペーンを張った新聞社が出て、読者や購買者を巻き込んで大騒ぎになります。やがて、時の大統領リンカーンを動かし、農務省内に医薬品の安全管理をつかさどる化学局を設置。「怪しげな」薬などを重点的に取り締まるようになったのです。これがＦＤＡ（アメリカ食品医薬品局）の前身となります。

ちなみにＦＤＡは、今日では食品や医薬品、化粧品、医療機器、薬剤、たばこなど、消費者が日常的に接する機会のある製品について、その許可や違反の取り締まりなどを専門的に行う機関です。日本の厚生労働省と同じような機関ですが、ＦＤＡの権威は絶大で、そのお墨付きがなければ商品の信頼性はないに等しいとまで思われています。

血液学の研究によって解明された新事実

なぜ薄毛になる人とそうでない人がいるのでしょうか――その原因として考えられるのが、老化であり、食生活の変化、薬（風邪薬や花粉症の薬など）、そしてストレスの増加です。

男性も女性も年齢を重ねるに従って、毛髪が薄くなり、皮膚のみずみずしさがどんどん失われていきます。そればかりではありません。皮膚はたるみ、お腹には余分な脂肪分がつきやすくなるのです。免疫力が低下して生活習慣病をはじめとしたさまざまな病気にかかりやすくなります。ホルモンバランスが崩れ、精神的にも不調になりやすく、女性では骨粗鬆症になりやすくなるのも中高年になってからです。これらは、すべて「老化」が原因となって引き起こされています。この老化現象に深く関わっているのが、全身の細胞でつくられる成長因子ＩＧＦ－１（インスリン様成長因子１）が減少することです。

ＩＧＦ－１が毛髪の成長に欠かせない重要な働きをする物質であることは科学的に

判明していました。だれしも思春期を迎えると、心身が成長し、免疫力が高まって病気に対して抵抗力がつき、ケガなどをしても治りやすくなるのは、成長ホルモンによって分泌が増えたＩＧＦ－１が深く関係しているのです。ところが、成長ホルモンの分泌が低下する20代以降では、ＩＧＦ－１を増やすことはできないとされていました。成長ホルモンは成長をコントロールする非常に重要な役割を担った物質で、注射等で成人に投与すると、重篤な副作用が出てくるからです。

私は血液学を専門とする内科医で、薄毛の治療に関しては専門外でした。血液が固まるのを防ぐアンチトロンビンというタンパク質の働きについて、私は研究を重ねたのです。その過程で、アンチトロンビンが血管に直接作用するのではなく、間接的に働いて、血流を増やすことがわかってきました。

15年以上の研究で、アンチトロンビンが知覚神経を刺激することによってＩＧＦ－１が増え、その結果、血管が拡張し、血流がよくなるというメカニズムを解明したのです。これは、世界で初めての研究成果となり、大きな波紋を投げかけました。知覚神経を刺激する、そしてＩＧＦ－１が増えることによって、アンチエイジングに絶大な効果が見込まれるからです。

知覚神経は食事をはじめとした生活習慣を変えることで大いに刺激されます。つまり、毎日の口から摂取する食事などによって薄毛は改善できるのです。

私たちは、頭に髪の毛が生えていますが、これは単なる飾りではありません。外部からの温度の変化や刺激に対して防御するという意義のほかに、異物を排泄するなどの何らかの生物学的な意味もあります。髪の毛が薄くなり抜けることは、単に頭皮の状態だけではなく、体内の異常を反映しており、逆に薄毛も外見上だけの問題ではなく、健康に何らかの影響を及ぼす可能性もあります。

体内の異常――加齢による老化の進行もあるでしょうし、ホルモンの分泌異常や血液・血管に何らかの問題が発生しているようなこともあるかもしれません。これらが薄毛を引き起こしているとすると、外用の育毛剤などによって治療しても、それだけでは十分ではなく、根本的な治療にならないことは言うまでもないでしょう。

私が血液学から方向転換をして、「毛髪内科」の道を進み始めたのには、自らの研究成果を社会に還元したいという思いがあり、薄毛に悩む人の多いことと、さらに、これまでの治療では治らない脱毛症を治したいという思いからです。薄毛は皮膚だけのトラブルではなく、体内のさまざまな要因によって引き起こされます。体内の異常を治療することで、薄毛は改善するのです。治療といってもなにも大げさなものではないことは本書をお読みいただければわかるでしょう。

本書では、ＩＧＦ－１を増やす方法や、それがどのような育毛効果を生むかを解説しました。従来の育毛法とは全く異なる独自の「ＩＧＦ－１育毛理論」を応用して、男性型脱毛症（ＡＧＡ）だけでなく円形脱毛症、そして女性の薄毛にも劇的な効果があった改善例なども紹介します。クリニック開設以来、カプサイシンとイソフラボンが中心となる「ＩＧＦ－１育毛理論」は多くの患者さんからも広く支持を集めました。しかし、そこで満足していては進歩がありません。

もっと時間をかけずに、さらなる効果を生み出す育毛法はないか——。そんな私が探し当てたのが、タキシフォリンという抗酸化力と抗糖化力を有し、ＩＧＦ－１を増やすことも予想される成分です。従来のカプサイシンとイソフラボンにタキシフォリンを加えてみたところ、すぐに効果がみられました。カプサイシンとイソフラボンによってＩＧＦ－１を増やす作用をタキシフォリンが側面からさらに促進しているのです。

昨年（平成28年）末にタキシフォリン含有のサプリメントを使い始めたところ、私自身が驚くほど薄毛の人において、著効が認められました。本書１４４ページ以下に自験例を掲載しました。薄毛を根本的に治すことは、体の中の異常を治すことにつながり、老化の進行を押しとどめて、より健康な生活を手に入れることになるのです。

いろいろな育毛法や増毛法にチャレンジした結果、効果がなかなか出ずに、その結果「薄毛なんか気にしていない」と強がりを言って自分を納得させようとする人がいます。しかし、薄毛は外見だけの問題ではありません。薄毛はそのまま体の内部のなんらかの異常を知らせるサインなのです。本書で解説した方法を実践するだけで、長年悩まされてきた薄毛から解放され、若々しさを取り戻し、さらなる健康増進につながれば、自身の研究成果を社会に還元できたことになり、医学研究者として、また医師として、望外の喜びです。

第1章 薄毛の主な原因は？——なぜ薄毛になるのか

第2章 間違いだらけの薄毛対策 育毛・発毛・養毛・増毛はどう違う？

第3章 根本的な薄毛治療は体の内側から ――IGF-1理論と知覚神経

第4章 女性の脱毛症の特徴 ——画期的な治療法が見つかった

第5章 更なる育毛素材を求めて
――驚異の新成分「タキシフォリン」

第6章

AGA、円形脱毛症、そして女性型脱毛症が改善した例

――体の内側から薄毛を改善する

第1章

薄毛の主な原因は？
——なぜ薄毛になるのか

髪の毛には寿命がある

私たちの髪の毛はなぜ抜けたり、生えたりするのでしょうか。

髪の毛は、1日に0・2〜0・4㎜、1カ月で約1㎝伸びます。そして、一定の時間が経過すると、自然に抜け落ち、その同じところから新しい髪の毛が生えてくるのです。朝起きたときや、シャンプー後に抜けた毛を見て驚く人もいるでしょう。しかし、髪の毛が抜けるのは異常なことではなく、自然な現象です。

1本の髪の毛が成長し始めてから抜け落ちるまでを「ヘアサイクル」といいます。ヘアサイクルは「成長期」「退行期」「休止期」を経て育毛と脱毛を繰り返しますが、1本の毛髪の寿命は平均して5〜6年です。頭髪はだいたい10万本ありますが、平均すると、1日に50〜100本は自然と抜け、そして生え変わっているのです。

●**成長期**……毛髪の元となる毛母細胞が細胞分裂を活発に繰り返している時期で、毛髪が伸び続けている状態です。成長期では1カ月に約1㎝のペースで伸び続けるといわれています。また、ヘアサイクルのなかでも一番長い期間で、平均的な毛髪では2～5年は成長期が続き、次の退行期になってから自然と抜けていくのです。この成長期が長ければ、毛髪は太く丈夫に育っていきます。いま生えている毛髪の90％程度が成長期にあたります。

●退行期……成長期で細胞分裂を活発に繰り返していた毛母細胞の力が弱まり、毛髪の成長が止まる時期です。毛根内部の細胞が小さくなっていき、毛髪を成長させていた毛母細胞の働きも急速に弱くなります。退行期では2～3週間で毛髪が成長を完全に停止し、育毛装置である毛乳頭（後述）が毛根から離れていき、毛髪は毛包に包まれながら上部へと上がっていきます。いま生えている毛髪の1％程度が退行期にあたります。

●休止期……退行期で活動が低下していた毛母細胞が細胞分裂を止めて、毛髪の成長がストップした時期です。成長が止まった毛髪は次の新しい毛髪が育ってくると同時に、徐々に上に移動し、抜けやすい状態になります。ふだんの生活で髪をとかしたり、手で軽く触れるだけでも髪の毛が抜けてしまうのは、休止期に入っている可能性が高いのです。休止期は２〜４カ月間続きます。いま生えている毛髪の10％以上が休止期にあたります。

このヘアサイクルが正常に進んでいれば、成長期の期間や毛髪の成長速度に大きな変化はありません。毛髪が抜け落ちても、すぐに新しい毛髪が生えてくるので、薄毛になることはないのです。一般に毛髪は成長期の初期では、軟らかい状態ですが、時間の経過とともに硬く太い毛髪に育っていきます。

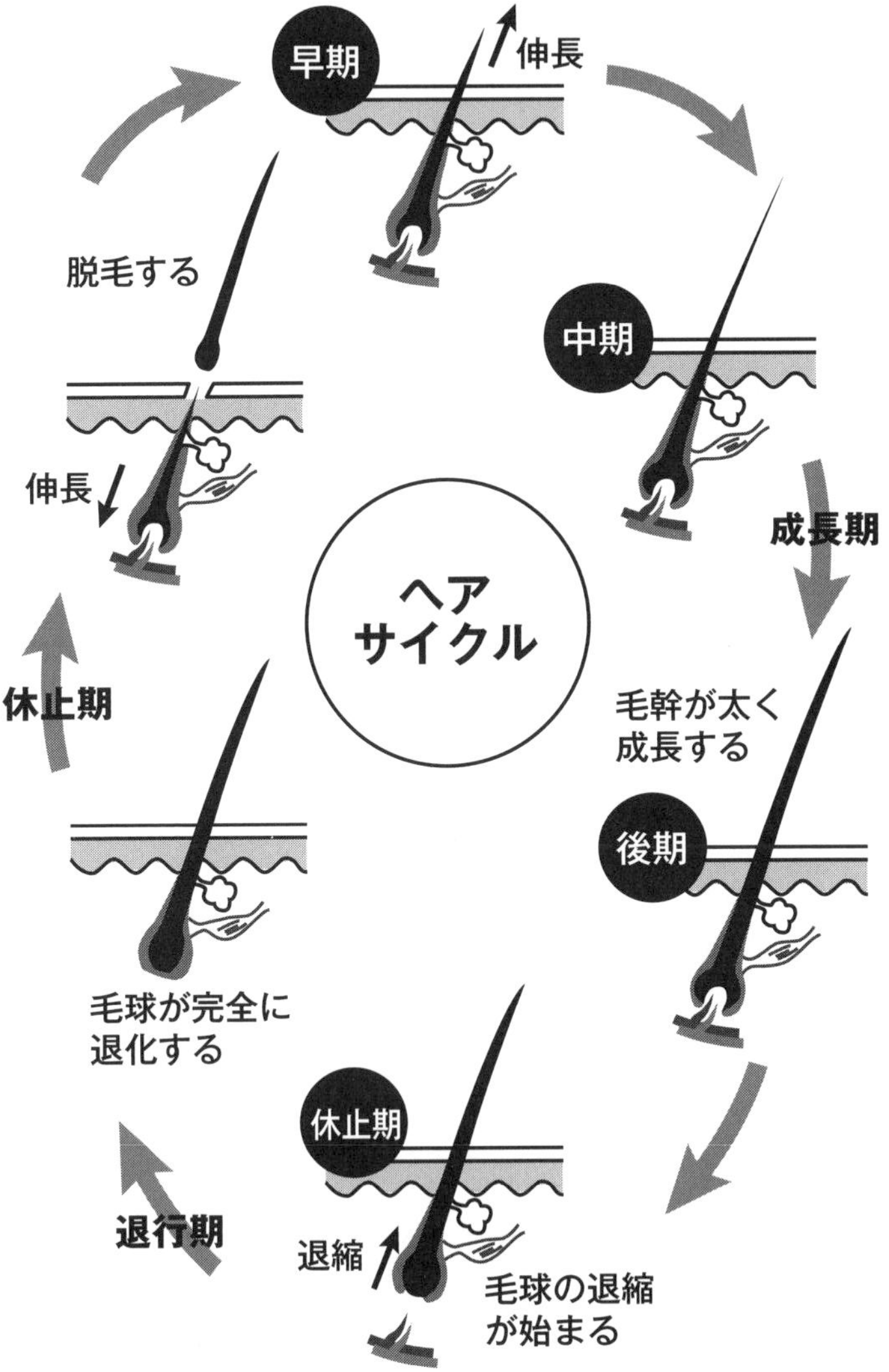
ヘア
サイクル
早期
伸長
中期
成長期
毛幹が太く
成長する
後期
休止期
毛球の退縮
が始まる
退縮
退行期
毛球が完全に
退化する
休止期
伸長
脱毛する

髪は毛母細胞が分裂して成長する

髪の毛は、頭皮から外に出ている「毛幹部」と、頭皮の中の真皮にある「毛根部」とに分けられます。私たちが一般的に「髪」または「髪の毛」と呼んでいるのは毛幹で、毛根はふだん目にすることができない埋もれた部分です。

毛根は、「毛包」というさやのような形をした筒状のものに囲まれていますが、ここは髪の毛の成長を担う重要なところです。私たちは日常でよく「毛穴（毛孔）」といいますが、小さな器官にもかかわらず、5層に分かれた複雑な構造になっています。一つの毛穴から髪の毛が1本ずつ生えているのは約2割で、多くは何本も生えているのです。

毛根の根元にあたる部分はふくらんでいますが、これが「毛球」です。毛球の先の中央部がくぼんでいるところが毛乳頭で、ここに「毛乳頭細胞」が存在します。この毛乳頭細胞を取り囲んで集まっているのが「毛母細胞」です。また、毛包のまわりには毛細

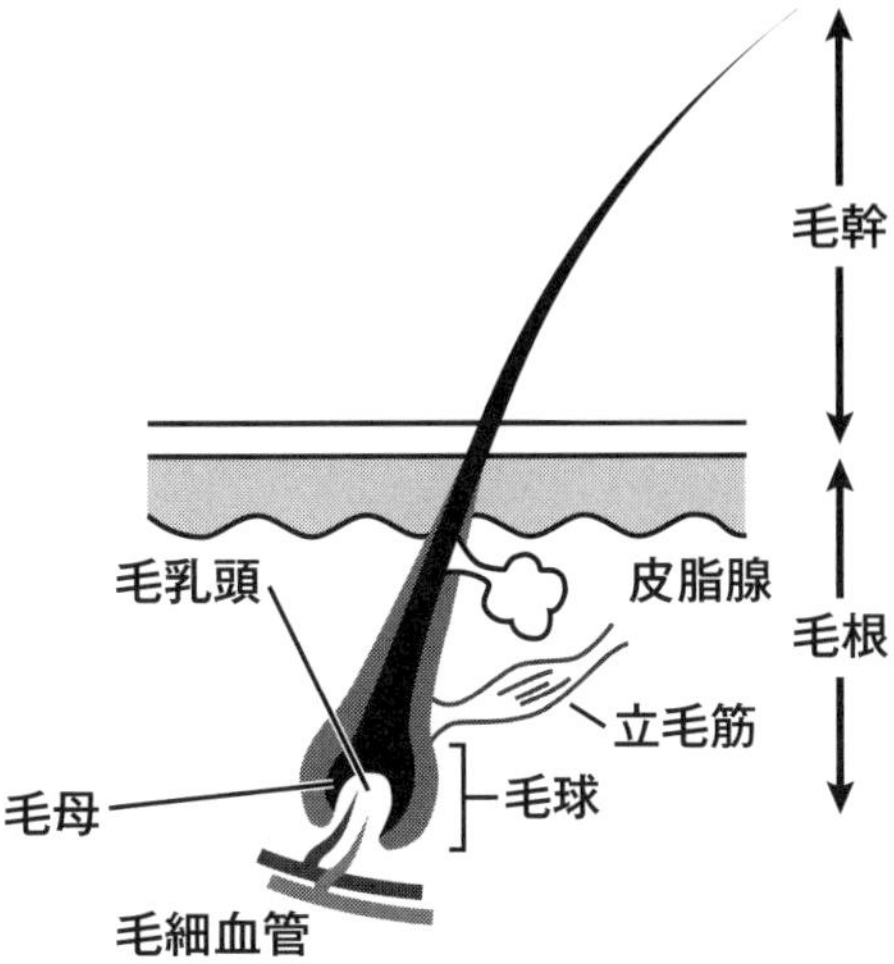

血管や知覚神経が網の目のように張り巡らされ、髪の毛の成長に必要な栄養分や酸素を毛包に送り、また髪の毛のセンサーとしての役割に寄与しています。

毛母細胞は毛乳頭からの指示を受けて、分裂するのです。これを繰り返しながら髪の毛に成長して、毛根から押し上げられて上へ上へと伸びていきます。植物が成長するのと同じで、髪の毛の伸びる仕組みです。ちなみに髪の毛は1日に0・2〜0・4㎜ほど成長します。

毛包の頭皮に近い部分には、髪の毛や皮膚を再生する立毛筋（起毛筋）があります。立毛筋は髪の毛を立たせるための筋肉で、髪の毛の成長には直接関係はしません。また、毛包には皮脂腺があり、ここで分泌された皮脂が立毛筋の収縮に伴い、毛穴から分泌され、皮膚や毛髪を乾燥などから守って保護しているのです。

頭皮を清潔に保つにはシャンプーは必要ですが、だからといって髪の毛の成長や髪の毛の元となる毛根や毛母細胞の働きが活発になることはありません。逆に、皮脂を過剰にとってしまうシャンプーは、頭皮を傷つけ、脱毛さえ起こしかねません。毛根の働きは体内の状態に大きく影響されてくるのです。抜け毛や脱毛などのトラブルは内科的に治療しなければ解決できないのです。

ＡＧＡと男性ホルモンの深い関わり

髪の毛は、ヘアサイクルによって自然に抜け落ち、また新しい髪の毛が生えてきます。このヘアサイクルが乱れて、成長期の期間が短くなったり、休止期が長くなったりすると、当然のことながら生える毛髪よりも抜け落ちるもののほうが多くなるのです。

毛髪が十分に育たない、細く軟らかい毛が多くなると、髪全体のボリュームが少なくなり、地肌が透けて見えてくるなど、いわゆる薄毛の状態になります。男性の場合、20代までに症状が現れる場合を「若年性脱毛症」、30～40代で症状が現れるのは「壮年性脱毛症」と分けられ、これらを総称したものが「男性型脱毛症」（ＡＧＡ：Androgenetic Alopecia）です。

ＡＧＡは、思春期以降の男性に多く見られますが、最近では女性でも類似の薄毛が多くなりつつあります。前頭部の髪の生え際が後退する、あるいは頭頂部の髪のボリュームが低下することによって地肌が見えやすくなる脱毛症です（女性の脱毛症については第５章で解説してあります）。

ＡＧＡの主な症状は、

①抜け毛が目立って増えてきた、

②髪の毛が細く、コシがなくなってきた、

③髪の毛が伸びない、伸びるのが遅くなった、
④地肌が透けて見える、
などです。

ＡＧＡの原因にもなっているヘアサイクルの乱れはどうして起きるのでしょうか。「男性ホルモンが多いとヒゲが濃くなる」「薄毛は男性ホルモンが多いからだ」というような話を聞いたことがあると思います。ホルモンは体のあらゆる組織の働きを正常に保つため、ホルモンバランスが崩れると、体の異常となって現れてきます。それは髪の毛も例外ではありません。男性では男性ホルモンだけでなく女性ホルモンが分泌されますし、女性でも女性ホルモンだけでなく男性ホルモンが分泌されます。若いうちはホルモンバランスがしっかりととれているので、薄毛にならないで済んでいるのです。

抜け毛のメカニズムを解明する

男性ホルモンの一種テストステロンは、毛根近くの皮脂腺に存在する5α-リダクターゼ（還元酵素）の作用によりジヒドロテストステロン（DHT）に変換されます。このDHTが脱毛ホルモンといわれ、毛乳頭細胞や知覚神経にある男性ホルモンレセプター（受容体）と結合することで、ヘアサイクルを乱し、成長期を早く終らせてしまうのです。DHTの影響で前頭部や頭頂部が薄くなっても、男性ホルモンレセプターは後頭部や側頭部下部の毛乳頭細胞や知覚神経にはわずかしか存在しないため、その部分の髪の毛が抜け落ちることはありません。これが、AGAでは、側頭部や後頭部が薄毛になりにくい理由です。

DHTの生成を阻害すれば、確かに一時的に抜け毛を抑えることはできますが、毛を生やすことにはなりません。AGAで、なぜDHTにより脱毛するのか、その詳細はよくわかっていませんでした。

私の研究チームは、マウスを使った実験でＤＨＴが脱毛を引き起こすメカニズムを明らかにしました。ＤＨＴは、頭皮の知覚神経の働きを低下させ、髪の成長に欠かすことのできない「インスリン様成長因子１」（ＩＧＦ－１）を減らしていたのです。ＩＧＦ－１は髪の毛が育っていくにはなくてはならない物質で、これがなくなれば、成長期にさしかかった若い髪でもヘアサイクルが乱れ、すぐに退行期を迎え、抜けてしまいます。

ＩＧＦ－１は思春期をピークに、徐々に減少していきます。加齢に伴って減り始めたＩＧＦ－１がＤＨＴによってさらに減少スピードが早められるのです。その結果、髪の発育が悪化し、ヘアサイクルがどんどん崩されて抜け毛が増え、育毛が阻害される――これがＡＧＡによる薄毛のメカニズムです。しかし、改善が不可能といわれていたＡＧＡですが、ＩＧＦ－１を増やすことでしっかりと治すことができるのです。

なお、ＩＧＦ－１については第３章以下で詳しく解説してあります。

薄毛は遺伝する・しない？

「父が薄毛だったからオレもそろそろ気をつけないと」とか「あいつは親子3代にわたって立派に薄毛だ」などと日常の会話に出てきます。薄毛は遺伝するものなのでしょうか？

答えはイエスでもあり、ノーでもあるのです。

一般に、病気は遺伝と環境要因によって、その起こりやすさが決まってきます。薄毛でも、同じことが言えます。しかし、遺伝による薄毛もあります。遺伝によるものは全体の4分の1程度です。遺伝的に薄毛になる性質を受け継いでも、生活環境が良好であれば、必ずしも薄毛になると決まったわけではありません。逆に家系的に薄毛はいないからと安心していても、生活環境が良くないと薄毛になる人も多くいます。

男性の性染色体はXYで、X染色体を母親から、Y染色体を父親から受け継いでいます。男子ホルモンのテストステロンの分泌量にはほとんど個人差はありませんが、毛根のＤＨＴに対する感受性には個人差があります。Ｘ染色体の一部にＤＨＴの感受性を決定する部位があり、それを母親から受け継ぐため、母方の祖父が薄毛なら、孫にもその素因が受け継がれる可能性が高くなるのです。

「ＡＧＡは遺伝する」と考えている人は多いと思われますが、先にも述べたとおりそれは必ずしも間違いではありません。薄毛は確かに遺伝します。しかし、遺伝子をもっているからといって必ずしもＡＧＡになるとは限らないのです。遺伝ではない原因、すなわち生活環境要因によるＡＧＡもあるのです。

過度なストレスがダメージを与える

ＡＧＡの原因の一つとして考えられているのが日常生活の中の「ストレス」です。現代はストレス社会といわれるほど、私たちは仕事や家庭のこと、職場の人間関係や日々の生活においてそれぞれのストレスを抱えています。ストレスのない世界で生きることは無理といってもよいでしょう。しかし、別の観点からすればストレスはヒトの進化の要因でもあるのです。

ストレスは、ガンや生活習慣病をはじめとしたさまざまな病気の発症や進行にかかわっています。私たちの体内の血流は、意志とは関係なく、自律神経によってコントロールされているのです。自律神経は、活動する神経といわれる交感神経と、休息する神経といわれる副交感神経の二つで構成され、必要に応じて自動的に切り替わって働くようになっています。ＩＧＦ－１を増やすためには、副交感神経の働きを高める必要があります。

ストレスが毛髪にどう影響するか――マウスを使った動物実験があります。超音波を照射して極度のストレス下に置かれたマウスには、成長期だった毛が休止期毛に移行することが確認されたのです。

過度なストレスがかかると、自律神経に大きな支障を与え、交感神経が強く緊張して副交感神経の働きが低下します。そのため血流を増やし、毛根の働きを活発にするＩＧＦ－１が減ってしまいます。これらの結果、頭皮に十分な血液が行きわたらなくなり、毛母細胞や毛乳頭細胞の働きが低下して、抜け毛が増えるのです。

生活習慣と毛髪の密接な関係

ＡＧＡの原因として、前述したストレスのほか、タバコの吸い過ぎ、偏食や運動不足、あるいは睡眠不足といった生活習慣が密接に関係してきます。ある意味では、ＡＧＡは生活習慣病といってもよいのです。

薄毛を改善するには体の中から治していくのが最善で、近道なのです。薄くなった頭に外用薬を塗り込んで、たとえ若干の効果が見られたとしても、体内の問題が改善されない限り、十分な効果は得られません。知覚神経を刺激してＩＧＦ－１の産生を増やすこと、すなわち、毛根が活発に活動していた思春期のころのように戻すことが薄毛改善の最善の方法なのです。

それでは薄毛はどんな生活習慣によって引き起こされるのでしょうか。

①食生活の乱れ

食事内容は頭皮の状態や髪の成長に影響します。過度なダイエットや偏食など偏った食生活で栄養素が不足すると、ＩＧＦ－１が増えにくくなり髪の成長を妨げます。第二次世界大戦以降、食の欧米化が進み、脂っこい食事や高カロリーな食事が多くなっています。脂肪組織が増えることで、ＩＧＦ－１が増えにくくなるためＡＧＡを引き起こす原因になっていることも考えられます。

さらに、添加物の多い食品はもちろんのこと、カップラーメンやスナック菓子などの塩分の多い食品もＩＧＦ－１の低下につながります。また、ケーキなどの糖分の多い食品の過剰摂取は、毛髪の生育に必要なビタミンB_1が糖を分解するのに消費されるのに加え、知覚神経の機能が低下し、ＩＧＦ－１が減少するため抜け毛の原因になるのです。

②睡眠不足

睡眠不足は髪の成長を妨げる原因となり、ＡＧＡを引き起こす要因になることが知られています。毛髪の成長に関わる成長ホルモンの分泌が活発になるのは夜の10時から深夜2時ごろといわれています。この時間帯に深い眠りについていないと成長ホルモンの分泌が減り、ＩＧＦ－１が増えにくくなるのです。睡眠不足が続くと、ヘアサイクルが乱れ、毛髪の成長が妨げられて抜けやすくなってしまいます。

③喫煙

喫煙もＡＧＡの原因になります。アメリカでの調査では、タバコを吸う人は吸わない人に比べてＩＧＦ－１を減らす、脱毛ホルモンといわれるジヒドロテストステロン（ＤＨＴ）の量が10％以上も増加していることがわかったのです。

④運動不足

運動は、成長ホルモンの分泌を増やし、ＩＧＦ－１を増やします。生活習慣を整えることはＡＧＡの改善につながりますが、ＡＧＡが進行し、薄毛がある程度進んでしまっているときは、生活習慣の見直しだけでＡＧＡを改善するのは困難です。ＩＧＦ－１の産生を増やすことで、ＡＧＡは改善しますが、同時に生活習慣病なども予防・改善していきます。私の「毛髪内科」には多くの患者さんが薄毛治療のために来院されますが、２０１６年末から始めたカプサイシン、イソフラボン、そしてタキシフォリン含有のサプリメントの摂取によって、薄毛だけでなく糖尿病や高血圧などの生活習慣病の改善例が多くなっているのです。まさに、体の内側から薄毛を治していくことが、健康と直結していくことを示しているのでしょう。

⑤薬

私たちが、日常、気軽に服用する薬にも抜け毛を増やすものがあります。これらは、ＩＧＦ－１を増やす上で重要な知覚神経の働きを低下させる、痛み止めやかゆみ止めで、風邪薬や花粉症の薬に含まれています。詳しくは45ページ以下で解説します。

突然髪の毛が抜ける円形脱毛症

ひとくちに「脱毛症」といっても、男性型脱毛症（ＡＧＡ）のほかに、さまざまな種類の脱毛症があります。なかでも突然髪の毛が大量に抜ける円形脱毛症は深刻な脱毛症です。

円形または楕円形に毛が抜ける部分（脱毛斑）が突然できる脱毛症で、一般的には十円玉くらいの大きさと思われていますが、頭部全体に広がるものから、眉毛、体毛までを失うものまで、さまざまな病態があります。毛髪が抜けていることに気がつかなく、家族や美容師さん・理容師さんに指摘されて見つかることは少なくありません。

ＡＧＡでは前頭部と頭頂部の髪の毛が徐々に抜け始めて、やがて薄毛になったことに気がつくケースが多いのですが、円形脱毛症は、なんの兆候もなく、または、頭皮が痛がゆくなって大量の脱毛が始まるのが特徴です。多くの人では、気がついたら毛が抜けていたという声を聞きます。ヘアサイクルの成長期にある毛母細胞が働かなくなって毛が抜けてしまうのです。

男女の区別なく、子どもから高齢者まで幅広い年齢層で発症します。一般人口の0・1〜0・2％に発症すると言われています。

毛が抜けた脱毛斑とそうでない部分の境界がはっきりとし、脱毛斑のところには断毛という、折れた毛の残がいが残っている点が特徴です。また、脱毛斑の周囲の髪の毛を軽く引っ張っただけで簡単に抜けることがあります。これは脱毛斑が、やがて周りに広がる可能性があることを示しているのです。

子どもの円形脱毛症治療の問題点

突然、全身の毛が抜け始める円形脱毛症は、大人だけでなく子どもにも発症します。1歳くらいの赤ちゃんでも発症することがあるのです。

子どもが円形脱毛症を発症すると、親も「これからどうしたらいいのか」「幼稚園や学校はどうなる、いじめられるのではないか」と次々に心配になってきます。いじめの対象になりやすい円形脱毛症ですが、有効なＩＧＦ－１を増やす治療を行うとともに、幼稚園や学校の先生の協力を得るなど、子どもの周囲に理解してくれる人を増やしていくことも大切です。

円形脱毛症の治療には、一般の皮膚科クリニックなどではステロイドや塩化カルプロニウム液などの外用薬と、ごく少量のセファランチンやかゆみ止めである抗ヒスタミン薬（これは脱毛させる！）などの内服薬、そしてステロイド局所注射療法などが行われます。いずれの治療も無効の場合が多いのですが、特に子どもの場合は実施される治療法に制限があるようです（一応、16歳未満が子どもとされます）。子どもの場合は主に外用薬と内服薬による治療で、これ以外に実施できるのは液体窒素凍結療法と局所免疫療法に限られます。子どもの治療でステロイドを使用する場合は、脱毛部に塗布する外用薬だけが認められています。

紫外線療法も子どもには不可です。成長期の子どもが紫外線を浴び過ぎると、骨の成長が止まったり、遅くなったりすることがあります。円形脱毛症の症状は、年齢によって違いはありません。しかし、治療法は子どものほうが選択肢ははるかに少ないため、実際の治療においては大人より難しい一面があります。

では、診療を拒否される場合もある子どもの円形脱毛症に対して、有効な治療法はないのでしょうか。

私のクリニックでの自験例を136ページ以下で紹介しました。ここでは代表的な幼児や子どもの改善例についても触れていますが、カプサイシン、イソフラボン、タキシフォリン、さらに大量のセファランチンが、おそらくIGF－1を増やして円形脱毛症に劇的に効いているのです。それは、円形脱毛症の原因が次項で述べるように自己免疫疾患であり、体内から改善していくことこそ円形脱毛症の治療の肝要になります。もちろんカプサイシン、イソフラボン、そしてタキシフォリンは小さいお子様でも無害な自然素材で、安心して摂取できるのです。

円形脱毛症は体内の異常によって起こる

円形脱毛症は、一般の多くの人は、未だに精神的ストレスが原因だと考えています。しかし円形脱毛症は、自己免疫疾患です。自己免疫疾患とは、外部からの侵入物を攻撃することで私たちの体を守っている免疫系機能に異常が生じ、自分の体の一部分を異物とみなして攻撃してしまう病気です。

なんらかの原因によって皮膚に炎症が起こると、血液中のリンパ球は炎症の原因となっている異物を目がけて集まってきます。ところが円形脱毛症では、異物ではないのに毛包の周囲にリンパ球が集まり、敵ではない自分の毛根に対して攻撃をしかけているのです。

つまり、体の防御反応が異常をきたしている状態と言えるでしょう。こうした特徴が見られることから、円形脱毛症は免疫機能が自分の体を攻撃する自己免疫疾患の一つと考えられています。しかし、リンパ球がなぜ毛包の周囲に集まり、攻撃の対象と見なしてしまうのか、その詳しい仕組みは明らかになっていません。

円形脱毛症には大きく分けて、単発型、多発型、全頭型の3種類があり、最も多くの人に見られるのが単発型です。20歳未満で発症するケースが多いといわれています。単発の場合では、半年から1年以内に自然に治るのは80％以上です。

多発型は、頭皮に2つ以上発生するタイプです。単発型に比べて脱毛斑が拡大することもあり、これまでの皮膚科での治療では、治らない場合が多いのです。

治療法としては皮膚科では、頭皮をあえてかぶれさせたり（これは、知覚神経刺激によるＩＧＦ－1増加による効果）、紫外線を照射したり、ドライアイスを用いたりなどといったさまざまな治療が試みられていますが、ほとんど効果がないのが現状です。さらに、円形脱毛症の治療に、民間療法や鍼灸治療、さらには睡眠療法や漢方薬を使ったものなどそれこそ千差万別ありますが、いずれも科学的に検証されたものではないので、効果は期待できないと思ってください。

しかし、円形脱毛症は前述したように体の内部の免疫システムの異常で引き起こされます。これには体の内部を改善することで——すなわち免疫異常を是正するＩＧ

Ｆ－１を体の内側から増やすことで根本的に改善するのです。大人も子どもの円形脱毛症にも有効に作用します。

全頭脱毛と汎発性脱毛

ほぼ全部の髪の毛が抜け落ちてしまう円形脱毛症もあります。全頭脱毛です。円形脱毛症の患者さんの約１割が全頭型に移行するといわれています。副腎皮質ステロイド薬の投与などで治療されることがありますが、一時的に生えてもステロイド中止で脱毛したり、なによりステロイドの副作用で治療を続けられない場合が多いのです。このほか、脱毛が全身に及ぶことがあり、体毛まですべての毛を失う汎発性脱毛は、さらに難治の病気です。

これらの重症型の円形脱毛症に対しての治療法としては、ステロイドの内服や外用薬・注射、ステロイドパルス療法、局所免疫療法などが行われますが、ほとんどの場合、効果は期待できません。

その他の脱毛症

《休止期脱毛症》

円形脱毛症は、ストレスが引き金となって起こりますが、ストレスだけで起こってくる脱毛症もあります。大きなストレスの2～3カ月後に急に大量の髪の毛が抜けることがあります。これは休止期脱毛症と呼ばれ、ヘアサイクルの成長期にあった多くの髪の毛がストレスにより、突如として休止期の状態に入ってしまうことで抜け落ちてしまう病気です。

《薬剤性脱毛症》

毛髪は、成長期→退行期→休止期→成長期……とヘアサイクルを繰り返して成長していきます。ところが、その正常なサイクルを薬のＩＧＦ－１を下げるという副作用によって乱され、髪の毛が抜けるのが薬剤による脱毛症です。

抗がん剤によって髪の毛が抜けるのは、細胞の分裂を抑制する成分が薬剤に含まれているからです。抗がん剤が投与されると、細胞分裂を繰り返して成長している成長期にある毛が大きなダメージを受けて、抜け落ちてしまいます。おそらくＩＧＦ－１を作る毛乳頭細胞の機能が低下するために脱毛するのでしょう。まつげや体毛にも影響を与えますが、髪の毛ほど成長期の割合が多くないので、それほど大きくは目立たないのです。

私の「毛髪内科」では、カプサイシンやイソフラボン、タキシフォリンなどを使って知覚神経を刺激し、それによって頭皮を含めた全身のＩＧＦ－１を増加させて育毛を促しています。ところが、痛み止めやかゆみ止めの薬剤は痛みやかゆみを感じる知覚神経が脳に働きかけるのを遮断する作用をもつのです。せっかく薄毛が改善してきたのに、痛み止めやかゆみ止めを飲んで、薄毛に逆戻りというケースがいくつかあります。薄毛の方は、これらの薬剤を服用してはいけません。痛み止めやかゆみ止め以外の、前述の脱毛を引き起こす薬剤も、おそらくＩＧＦ－１を、何らかの機序で低下させているのでしょう。

これまでに私のクリニックの患者さんで、脱毛を引き起こした薬剤（商品名）を列挙しておきます。

・痛み止め（内服）

ロキソニン、ボルタレン、パブロン、イブ、ルル、モーラステープ、バンテリン、バファリン（小児用バファリンはアセトアミノフェンなので服用可）

・痛み止め（外用剤）

ロキソニンテープ、ボルタレンテープ、ボルタレンゲル

・坐薬

ボルタレン坐薬

・かゆみ止め（抗ヒスタミン剤含有薬剤、内服）

ストナ、タリオン、ザイザル、クラリチン、アレジオン、アレグラ、パブロンSゴールド、小粒タウロミン、アレロック、ＰＡ配合錠、エバステル

・かゆみ止め（抗ヒスタミン剤含有薬剤、外用剤）

ムヒ、ウナコーワ、新オイラックスＨクリーム、タクトローション、メディクイックＨゴールド、資生堂エンクロン、ケラチナミンコーワ、マエックスクローション

・かゆみ止め（抗ヒスタミン剤含有薬剤、点眼薬）

パタノール点眼薬、新Ｖロート目薬、アイボンなどの洗眼液、新サルファグリチルアイリス、サンテＦＸ、アルピタット

・緑内障治療用点眼薬

エイゾプト

第2章

間違いだらけの薄毛対策
育毛・発毛・養毛・増毛はどう違う?

毛の生えない育毛剤があふれている

薄毛に悩む人を対象に、ドラッグストアの店頭やテレビコマーシャル、あるいはネットのバナー広告などで「育毛」「発毛」「増毛」「養毛」といった文字や言葉があふれかえっています。これらの違いはどこにあるのでしょうか。

英語では、育毛は〝hair growth〟です。その他の言葉に相当する表現はありません。発毛、増毛、そして養毛も育毛の結果起こってくることなので、あえて表現する必要はありませんし、正確な科学的な言葉でもありません。発毛剤、養毛剤などと怪しい名前の市販の育毛剤で、外見が変わるほどの効果があるのならば、現実のように多くの人たちが薄毛で悩んではいないでしょう。そうです、巷には効果のない育毛剤があふれているのです。

ちなみに、「増毛」「植毛」という言葉も目にしますが、これらはヘアサロンや皮膚科の医院などで行う施術です。

「増毛」とは、人工的に髪を増やす方法です。自分の髪の毛以外を使います。自分の毛髪に何本かの人工毛を結び付けたり、薄毛の部分に毛髪の植え付けたシートを張るなどの方法があります。自身の髪が増えるわけではありません。

さらに「植毛」もあります。これは、薄毛や髪がない部分に別の髪を植えることです。自毛植毛と人工毛植毛がありますが、いずれも外科的な手術になります。

いずれの方法も、薄毛の根本的な治療も同時に行わないと、そのうちに脱毛症は進行していき、いつかは薄毛を隠せなくなるのは目に見えています。

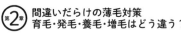

「医薬品」「医薬部外品」「薬用」の表示と効果は無関係

発毛剤や育毛剤の多くは、「医薬部外品」や「薬用」などと書かれています。これらは、どのようなものなのでしょうか。

一般的なスキンケア用品は「薬機法」（旧薬事法。「医薬品、医療機器等の品質、有効性及び安全性の確保等に関する法律」）により、「医薬品」「医薬部外品」「一般化粧品」のどれかに分類され、効果・効能の範囲が明確に分かれています。

「医薬品」は、病気の治療を目的として医師による処方の下で管理される薬で、臨床試験を経て病気の治療や改善する効果が認められているもの。配合成分やその分量、1回の使用量、使い方などが決められており、効果や安全性、副作用を厚生労働大臣や都道府県知事が認めたものと規定されています。

「医薬部外品」は医薬品よりも効果が緩やかなもので、厚生労働省が許可した効用のある成分が一定の濃度で配合されてはいるものの、医薬品と違って病気の治療効果は認められないものです。つまり、ほとんどの育毛剤は医薬部外品ですが、髪の毛が生える効果は保証されていないのです。さらに「厚生労働省認可」と明記した育毛剤がありますす。厚労省が認可した薬用成分が入ってはいますが、必ずしも髪の毛が生えることを保証したものではないのです。

また、医薬部外品には粗悪な製品もかなり含まれています。脱毛を引き起こす抗ヒスタミン剤である塩酸ジフェンヒドラミンが含まれているものもあるので驚きです。

頭皮の血行促進、毛母細胞の活性化など、根拠のない育毛作用を謳い、適当な成分構成で製品化しているものもあります。知識のない人にとっては、それらしい効能を見ると、効果があるに違いないと思ってしまいがちですが、決してそんなことはありません。

「一般化粧品」とは、医薬部外品と比較してもさらに効能や効果が緩やかで、清潔にする、美化する、魅力を増す、髪の毛を健やかに保つなどの目的で使用される、毛髪ケアを目的とした製品です。

さらに「薬用」と謳っている育毛剤がありますが、これも医薬部外品の育毛剤のことです。すなわち、育毛剤は医薬部外品に分類されるものが多いのですが、なかには有効成分が少ないため医薬部外品とならずに単なる化粧品にしかならないものがあります。このようなものと区別するため、医薬部外品に認定された育毛剤を、特に「薬用」とつけているだけです。

法律違反にならない効果・効能だが

育毛剤などは、広告などでその効果・効能について記す場合は細かく規定されていますが、かなりわかりにくいのが現状です。

「医薬部外品」（薬用）のシャンプーでは、髪の毛に関して認められているのは次の表現です。

①ふけ・かゆみを防ぐ。
②毛髪・頭皮の汗臭を防ぐ。
③毛髪・頭皮を清浄にする。
④毛髪・頭皮をすこやかに保つ。
⑤毛髪をしなやかにする。

これに対して、「一般化粧品」では、髪の毛に関して認められているのが次の表現になります。

①頭皮、毛髪を清浄にする。
②香りにより毛髪、頭皮の不快臭を抑える。
③頭皮、毛髪をすこやかに保つ。
④毛髪にはり、こしを与える。
⑤頭皮、毛髪にうるおいを与える。
⑥頭皮、毛髪のうるおいを保つ。
⑦毛髪をしなやかにする。
⑧クシどおりをよくする。
⑨毛髪のつやを保つ。
⑩毛髪につやを与える。
⑪ふけ、かゆみがとれる。
⑫ふけ、かゆみを抑える。
⑬毛髪の水分、油分を補い保つ。
⑭裂毛、切毛、枝毛を防ぐ。

⑮髪型を整え、保持する。
⑯毛髪の帯電を防止する。

一般化粧品のほうが認められる表現が多く、それも、薬用と重なるものがあります。こうなると、薬用よりも、一般化粧品のほうが自由にたくさん記載することが可能で、一般化粧品のほうが薄毛にはより効果的であると錯覚されがちです。

医師の立場から断言すると、前述のように、市販されている育毛剤などと銘うっているものは、なんの効果もなく、薄毛対策として期待できないものと思って間違いありません。ただし、「フィナステリド」（商品名・プロペシア）という成分の入った内服薬か、「ミノキシジル」（商品名・ロゲイン、リアップ）という成分が配合されている塗り薬は、後述するように、前者は、IGF－1の減少を食い止め、また、後者は、わずかながらIGF－1を増やすので、AGAに悩んでいる人には進行を止める程度の効果は期待できます。

画期的な商品が登場したが……

「ミノキシジル」は、もともとは高血圧患者に使用する経口の血圧降下剤として開発された薬品で、毛細血管を拡張させて、血流をよくすることでからだ全体の血圧を下げる効果がありました。

高血圧の患者さんに臨床の現場で使用されていましたが、副作用に多毛の症例が相次いだため、外用薬（塗り薬）として頭髪に使用する研究が進められ、男性の薄毛に対して育毛効果がみられることから、有効な成分であることが確かめられました。FDA（アメリカ食品医薬品局）に頭髪用の外用医薬品（育毛剤）として正式に認可。1988年に「ロゲイン」が誕生しました。夢の毛生え薬として、いまでも世界中で用いられています。

日本で「ミノキシジル」が外用医薬品として厚生労働省から正式認可を受けたのは1999年。製品名「リアップ」として発売されました。「リアップ」は最初はミノキシジル成分が1％で、２００９年からは５％配合のものも登場しています。ところが、欧米では２％、５％、10％、さらには15％以上の高濃度の製品も製品化されているのです。日本では薬品の安全性を重視する立場から、また、一般医薬品として薬局で販売することを前提にしたため、ミノキシジル含有量は１％と５％だけが認可されています。

さらに、ミノキシジルが配合されている薄毛治療薬には、外用薬のほか、ミノキシジルを主成分とする内服薬のタブレットがあります。タブレットは、医薬品のため医師の診察・診療が必要です。外用薬は医師に処方してもらうだけでなく、市販されているものもあります。また濃度の違いによって男性用と女性用もあります。

一方、「フィナステリド」は１９９２年、前立腺肥大症の治療薬として登場したものです。その臨床試験の過程で、前立腺肥大症患者さんの症状は改善されていったのですが、投薬された患者さんの髪が増えていることが次第に明らかになっていきました。その後、研究を重ねると、ＡＧＡにある程度の効果を発揮することがわかり、育毛剤としての研究が進められることになったのです。

「フィナステリド」の成分で注目されたのは、AGAの原因であるDHT（ジヒドロテストステロン）を生成する酵素である5α-リダクターゼの阻害効果でした。DHTは、脱毛と前立腺の肥大に関与するホルモンで、双方の改善に効果的であることが判明したのです。

この研究実績を受け、1997年FDAによって正式にAGAの治療薬として認可を受け（前立腺の治療薬としては1992年）、全世界へ広まっていったのです。それまでの脱毛治療薬といえば、患部に直接塗布する外用剤しかなく、飲む脱毛症治療薬の登場は衝撃的で、画期的な商品になりました。

効果が限定的な「ミノキシジル」と「フィナステリド」

「ミノキシジル」も「フィナステリド」も日本で認可されてから10年以上がたちます。しかし、使用している人たちの声を総合すると、「髪の毛が太くなったような気がする」

「抜け毛が少しおさまったのかな」などというものが多いようです。多くの患者さんが満足できるレベルには至っていないのが現状といってもよいでしょう。なかには、全く効果がなかったという人もいます。

なぜなのでしょうか。

「ミノキシジル」は頭皮の血行をよくすると同時に、アデノシンという成分を分泌させます。これによって、髪をつくる毛乳頭細胞から血管内皮増殖因子や角化細胞増殖因子などのタンパク質の産生が促されるのです。これには新しく血管をつくったり、傷ついた血管を修復する働きがあり、さらに毛母細胞を増殖させる働きがあります。しかし、血管のダメージを受けた度合いによって、また育毛成分を血管内に取り入れられなかったりして効果が出ないこともあり、効き目は限られているのでしょう。ミノキシジルを使って実験すると、わずかですがＩＧＦ－１を増やす作用がありました。しかし、カプサイシンに比べれば、とても低い効果です。さらに、注意しなければならないのは、ミノキシジルは、本来、血圧を下げる降圧剤なので、内服すると顔のむくみなどの副作用が出るということです。

「フィナステリド」は5α－リダクターゼを阻害する働きが脱毛を抑制するのですが、これは現在の抜け毛を予防する効果しかないのです。つまり、「フィナステリド」をいくら飲んでも、髪を増やす効果はありません。

育毛剤を使ってなんとかしたいという人は、薄毛になった現状をなんとか打破したい、改善したいという人たちです。それはとりもなおさず、薄毛になる前の状態――髪の毛がふさふさしていたときに戻りたいという願いがあるでしょう。

「ミノキシジル」も「フィナステリド」もそれなりに効果はあるのですが、ともに効果が限られていることを記憶にとどめておいてください。

シャンプーで毛が生えるなどあり得ない！

薄毛が気になりだしたら、まずなんとかしたいと「育毛シャンプー」と言われるものが効果があるかもしれないと思い込んで、使っていませんか。

育毛シャンプーとは、「医薬部外品」として厚生労働省の認可を得たものです。普通のシャンプーは「一般化粧品」に分類されているのです。ただし、前述したように、厚生労働省が認可したのは、育毛に有効とされる成分が一定量配合されていることですが、数多くある育毛剤と同じように「育毛シャンプー」を使えば、髪の毛が生えるということを保証しているわけではありません。

普通のシャンプーでも、先に述べたように「ふけ、かゆみが取れる」「ふけ、かゆみを抑える」「毛髪のつやを保つ」「毛髪につやを与える」「頭皮、毛髪をすこやかに保つ」などの広告表現が可能です。スキンケアの一般化粧品と同じように、「肌に潤いを与える」といったのと同等の成分が入っているのです。それに対して、医薬部外品（薬用）の育毛シャンプーは、成分に育毛効果があるものが配合されているとはいえ、広告表現上では「ふけ、かゆみを防ぐ」「毛髪・頭皮をすこやかに保つ」「毛髪・頭皮を清浄にする」などです。認められる表現にほとんど差異がなく、育毛に関してはほとんど違いがないといってもよいでしょう。

育毛シャンプーは薄毛対策にはなんの効果もありません。シャンプーはあくまでもシャンプーでしかなく、髪の汚れをとったり、フケの発生を抑えるのに役に立つだけなのです。また、通常のシャンプーよりも割高な育毛シャンプーを使うほうが、薄くなった髪の毛によさそうだからということもありません。また、「薬用シャンプー」も、なにか髪の毛によさそうな響きを与えますが、これも実は、シャンプーで頭皮の皮脂をとることは、育毛にとっては逆効果です。皮脂がないと育毛はないと言ってもよいでしょう。毛穴に皮脂がつまると抜け毛が増えるなんて、誰が作った話でしょうか？シャンプーを売るためのセールストークですね。私のクリニックでは〝お湯シャン〟をすすめています。これで髪の毛は元気になります。

頭皮マッサージはある程度の効果

マッサージは血行をよくして体にいいというイメージがあります。このため、頭皮へのマッサージが育毛に効くと信じている人も多いでしょう。この考え方は育毛サロンの影響や、テレビＣＭによる影響があります。

頭皮をマッサージで刺激することは、頭皮の知覚神経刺激をすることでもあるのです。それにより、ＩＧＦ－１が増えて、血行がよくなり、毛根も活性化される効果は期待できます。

頭皮を指で押し上げてみて、硬く柔軟性がなければ要注意です。

しかし、マッサージのみで薄毛は改善することはありません。体の内側からの治療をしながら、頭皮をマッサージで刺激すると、ある程度の効果はあるでしょう。

ヘッドスパは体の内側からの治療と組み合わせで

頭皮マッサージを美容院や理髪店などで行うようにしたものの一つにヘッドスパがあります。いわゆる温水シャワーを利用したもので、リラックスでき、ストレスの軽減に役立つことから、最近はエステサロンや育毛サロンでも行うところが増え、ヘッドスパ専門店もできています。また、自宅で行えるヘッドスパ感覚の頭皮マッサージ器も販売されています。

また、温水シャワーだけでなく、炭酸水を利用した「炭酸ヘッドスパ」、ハチミツを配合した薬用の頭皮パックを使用する「ハニーパックスパ」、オリーブオイルやホホバオイル、椿油などを活用した「オイルヘッドスパ」、天然植物のアロマ精油を使った「アロマヘッドスパ」、ヘナという植物の葉を乾燥させ粉末にした染料をオイルなどと一緒に髪の毛にトリートメントする「ヘナ・ヘッドスパ」、インド伝統的医学アーユルヴェーダのシロダーラに基づいて、体温よりほんの少し高めのオイルを頭部に垂らし続ける「シロダーラ」、インドネシア伝統のオイルを用いた「クリームバス」、「頭蓋骨矯正ヘッドスパ」、「超音波ヘッドスパ」などなど、新しいヘッドスパが次から次へと生まれています。

これらのヘッドスパはマッサージ効果と、炭酸やオリーブオイル、ハチミツなどは、また超音波も知覚神経刺激効果があるので、やはり体の内側からの治療と並行すれば、ある程度の効果は期待できるでしょう。

育毛サロンは玉石混交

テレビCMなどでよく見かける育毛サロンですが、理論に則って施術を行うところから、いきあたりばったりの施術をするところまでいろいろです。「サロン」と聞くと、なにか診療室のようなところで、白衣を着た専門家が悩みを聞いて、薄毛対策を施し、何回か通えば髪が生えてくる――そういったイメージをもたれる人も多いでしょう。しかし、「育毛サロン」は病院ではありません。逆に「育毛クリニック」は、医師が常駐する医療機関です。

育毛サロンは病院ではないため「ミノキシジル」や「フィナステリド」などの薄毛治療薬は、医師の処方がないので出すことができないのです。相談にのったり、施術をするのは、白衣を着ていても医師ではありません。そして、サロン独自の「育毛剤」――成分がなにかわからず、効果もはっきりとしない、高額なものを売りつけられることもあります。さらに頭皮マッサージやヘッドスパなどの施術を行うのが一般的です。

育毛サロンでの主な施術内容は「ヘアチェック」や「頭皮の洗浄」「頭皮の血行改善」「髪への栄養補給」「ヘアケアのトータルアドバイス」など。基本的には、頭皮の脂肪分を取り除いてから独自の育毛剤を塗布し、頭皮への育毛剤の成分の浸透がよくなるというものです。育毛サロンの中には、ＩＧＦ－１育毛理論に沿って施術や育毛方法を行うところもあります。しかし、それ以外の方法で施術を行っても、髪の毛が生えてくることは、まずありません。

私たち国民の生活上で起こる問題の解決を支えている国民生活センターは、個人では泣き寝入りを余儀なくされるような難しい問題についても、心強いサポートをしてくれる独立行政法人です。ここにはさまざまな生活相談や業者への苦情などが寄せられますが、なかでも近年増えているのが、「育毛サービス」についてといいます。

実は、国民生活センターにも悪徳な育毛サロンに対する相談が数百件単位で寄せられているのです。もちろんなかには、ＩＧＦ－１理論を採用している質の高い育毛サロンもありますが、安易に広告や宣伝だけを頼りに通うのはトラブルのもとといってもよいでしょう。

国民生活センターに寄せられた育毛サロンが関連した相談事例として、次のようなものがあります。

・「必ず髪の毛は元どおりになる」「フサフサになる」などと勧誘し、高額なサービスの契約をする。

・ヘアケア商品を次々に勧められ、断ることができないようにさせる。

・中途で解約すると、高額な解約料や違約金をとられるケースがある。

などです。一般的にいって、育毛サロンのコース料金は安いところで1年間50万円から、高いところでは1年半で200万円以上が相場で、薄毛の状態によってはそれ以上かかることになります。効果のほどは個人差があるのでなんともいえませんが、高い費用を払うだけのメリットがあるかどうか、そのサロンの施術が科学的な理論に基づいているかどうか、施術を受けた人の口コミなどあらかじめ調べてからでも遅くはありません。

増毛法・植毛法の問題点は？

増毛法とは、自分の髪の毛の根元に何本かの人工毛髪を結びつける方法です。最近では、テレビCMなどでもおなじみの方もいるのではないでしょうか。「カツラや植毛よりも初期費用は安価で、短期間で確実に自然に髪の毛のボリュームアップができるから」というのですが……。「カツラ」というとかなり抵抗感のある人も、気になる部分に希望する本数だけできる増毛法なら、試しにやってみようと思う人が出てきます。

ところが実際に増毛の施術を受けると、かえって、残り少ない髪の毛に深刻なダメージを与えることになりかねないのです。薄毛が始まっているところは、細く、コシが弱くなっている髪の毛です。その髪の毛を引っ張って人工毛を結びつけるのです。それだけで髪の毛にはかなりのダメージになります。そのうえ、髪の毛は成長します。

髪の成長につれて人工毛を結んだところが上に上がり、クシを入れると、髪の毛が引っかかって抜けてくるのが避けられません。そのため、「編み込み式増毛法」「結毛式増毛法」「接着式増毛法」など、いくつかの種類や方法がありますが、いずれもそのまま放置してよいわけではなく、月に1～2回はメンテナンスが必要になり、高額なものになります。

自分の髪の毛が抜けると増毛した部分も抜けたり、頭皮へのダメージが避けられないマイナス面も考慮しておかなければなりません。そして、進行する薄毛や脱毛症状を増毛法では止めることはできず、根本的な対策にはなっていないのです。私のクリニックでも増毛を行っている患者さんがいます。ＩＧＦ－１を増やす治療も行っているので、増毛を担当している人から、人工毛を結びつける毛が太くなっているので施術しやすいと言われたそうです。

このように、当面の間、外観を改善するために増毛も悪くはないのですが、ＩＧＦ－１を増やす治療と並行しなければ、長い目で見れば、改善効果はありません。

「植毛」とは、田植えのように頭皮に髪の毛を植えつける方法です。直接、髪の毛を頭皮に植えつけていくので、施術が成功すれば、植えつけた髪の毛の本数が増えるわけなので、薄毛の改善になります。カツラなどのように、髪の毛がずれたり、外れたりする不安や心配の必要がありません。

植毛には「自毛植毛」と「人工毛植毛」の2種類の方法がありますが、どちらも育毛や増毛と違って医療行為であるため、医師の手によって施術されなくてはならないと、法律で決められています。

ポリエステルやナイロンなどの合成繊維でできた「人工毛」を頭皮に植え込んでいく植毛法が「人工毛植毛」です。トラブルが多いことから、植毛先進国といわれるアメリカでは法律で人工毛植毛が禁止されています。人工毛は移植される人間にとっては「非自己」で、免疫システムによって、体外に排出され抜けやすくなっているのです。せっかく植えた毛がなくなってしまうため、見た目を維持するためには、年に何回も繰り返し植毛をしなければならなくなるのです。さらに、人工毛が抜けるだけでなく、免疫反応がより過剰になって、アレルギーを起こすケースもあります。

さらに、毛髪は毎日少しずつ伸びることで、毛髪の根元にたまった皮脂などを自動的に押し出しています。しかし、人工毛は成長しないため、感染を抑制する作用を持った皮脂が毛穴で増えてこないため、移植した部分には細菌が繁殖しやすくなります。

そのため、切れて頭皮中に埋もれたままになっている人工毛から細菌に感染し、頭皮が炎症を起こしてただれたり、化膿したりすることもあります。

では、免疫の拒絶反応の心配がなく、欧米では実施率が高い「自毛植毛」はどうでしょうか。

自毛植毛は、麻酔を使う外科手術なので手術中の痛みはありませんが、術後麻酔が切れてくるとしばらくの間は痛みが残ります。植毛された髪の毛は術後いったん抜け落ちますが、移植された頭皮に髪の毛が生えてくるのです。これは、生着した毛包の多くがすぐにヘアサイクルの休止期に入りますが、やがて成長期を迎えるので、自然に毛が生えてくるからです。

さらに、自毛植毛は人工毛植毛とは違って、自家移植になるので免疫反応の心配がありません。術後に拒絶反応による炎症や化膿はないのが大きく異なる点です。とはいえ、病院や医師の技量により、成功の可否、痛み、仕上がり具合、定着率などかなり影響を受けます。

ただし、自毛植毛は後頭部や側頭部などから採取するため、全体的に薄毛が進行していると、移植できないケースも出てきます。頭皮を採取した部位と、移植した部位には縫合の跡が残ります。髪の毛を短くしなければ目立つことはありません。ただし、移植した部位に関しては、髪の毛が生えそろうまでは縫合跡がわかります。また、1回の手術で増やせる髪の毛の密度には限界があるので必要な植毛をすべて行うためには、何度かに分けなければなりません。

そして、自毛植毛は医療行為とはいえ、保険がきかない自由診療になります。費用は移植する髪の毛の本数によっても変わりますが、ある程度高額にならざるをえません。

カツラは髪にも精神的にもストレスがかかる

薄毛対策としてカツラがあります。人毛や人工毛を装着して薄毛の箇所を覆い隠す方法です。かつては薄毛対策といえば、カツラしかありませんでした。カツラの技術は進歩していて、以前に比べると、すぐにそれとわかるということも少なくなってきたようです。さらに、近年は男性だけでなく、女性にも使用者が多く、「ウィッグ」と呼ぶことで、カツラへの抵抗感をもたない人も増えてきました。

円形脱毛症で症状がひどく患部が拡大していたり、外傷などで髪の毛の一部が欠失してしまったり、あるいは抗ガン剤の副作用などで髪の毛が抜けてしまった患者さんには、一時的に「医療用」のカツラが活用されています。医療用と一般のカツラとの区別はありませんが、積極的にカツラを導入する医院や医師も増えてきています。

見た目がとても自然になり、つけたその瞬間から髪の毛がフサフサの頭になることができるカツラですが、デメリットもいくつかあります。

カツラはピンからキリまでありますが、質のよいものであればあるほど、価格は高くなります。某大手メーカーのカツラは、スペアと2個セットで平均して50万〜60万円程度です。そのうえ、2〜3年で人工毛が痛んでしまうので、数年で買い替えなければなりません。

さらに、維持費もかかります。専用のシャンプーやコンディショナーが必要です。

カツラの毛は伸びることはないのですが、自然な見た目を維持するには定期的に整髪しなければなりません。ジェル、ミスト、ハードタイプのスプレーなどの整髪剤をカツラに使用するのは避けるようにします。これらのハードタイプのセット剤の成分は糊や樹脂成分が多く含まれているので、カツラの毛を傷める原因になるのです。

カツラを着用することで、その重さや頭皮の蒸れを不快に思う人もいます。暑い夏だけではなく、湿気の多い梅雨時や、暖房の効いた冬の室内でもカツラと頭皮の間は不快な環境下にあるのです。カツラの品質もよくなり、汗などをかかないように配慮されたつくりになっていますが、それでも万全ではありません。

薄毛対策としてカツラは非常に簡単な方法で、見た目がすぐに変わることから薄毛に悩まされてきた人にとっては有効な手段といえるでしょう。しかし、同時に、ＩＧＦ－１を増やす治療を行わなければ、薄毛はどんどん進行していき、根本的な解決にはならないのです。それどころか、カツラをつけていることがバレるのではないかという不安を抱えて生活しなければならないのです。

第3章

根本的な薄毛治療は体の内側から

――IGF-1理論と知覚神経

思わぬ大発見につながる「セレンディピティ」

私は熊本大学医学部を卒業し、熊本大学大学院で医学博士を取得しました。その後、ウィーン大学医学部へ留学し、帰国後熊本大学医学部助教授を経て、名古屋市立大学大学院医学研究科教授に就任します。その間主に血液学の研究に携わってきました。育毛などの毛髪の領域に関しては専門外だったのです。では、なぜ、育毛に関して、いま画期的ともいえるＩＧＦ－１理論を発見したのでしょうか。簡単にその経緯を説明しておきましょう。

科学の世界では、専門の研究を進めているときにふとした偶然によって専門の分野とは全く関係のない重大な新発見がなされることがあります。幸運な偶然から「セレンディピティ」とも呼ばれる科学史の大発見につながる現象です。

一例を挙げると、アルフレッド・ノーベルによる「ダイナマイトの発明」、フレミングによる「ペニシリンの発見」、ペヒマンによる「ポリエチレンの発見」、ウォーレンとマーシャルによる「ピロリ菌の発見」、江崎玲於奈による「トンネルダイオードの発見」、田中耕一による「高分子質量分析法の発見」などなど、それこそ枚挙にいとまがないほどです。ワクチンの予防接種法を開発したフランスの科学者ルイ・パスツールはセレンディピティの要件として「観察の領域において、偶然は構えのある心にしか恵まれない」と述べています。

よく言われる言葉に「偶然の産物」がありますが、人類にとってかけがえのない発明・発見は決して偶然で生まれることはありません。日々の研究にいかに真摯に向かい合っているかどうか、そこに天使が微笑みかけ、素晴らしい発明・発見への道筋ができるのです。集中力と好奇心がもたらす必然の結果といえるのかもしれません。

薄毛の治療薬として世界中で使われている「ミノキシジル」（商品名・ロゲイン、リアップ）と「フィナステリド」（商品名・プロペシア）についても初めは薄毛治療薬として開発されたものではありませんでした。ミノキシジルは降圧剤（血管拡張薬）として、フィナステリドは男性ホルモンの作用を抑制して前立腺肥大を予防するために、アメリカで開発されたものです。これらを服用している患者さんたちに体毛が増えるという報告を受けて、臨床試験を積み重ね、薬剤として認められるようになったという経緯があります。そのため、ミノキシジルの副作用として低血圧や性欲減退など、フィナステリドの副作用としては肝機能障害や女性化が挙げられています。

体の成長に不可欠な物質

成長ホルモンによってインスリン様成長因子－１（ＩＧＦ－１）が増えることはわかっていました。ＩＧＦ－１とは、正式には「Insulin-like Growth Factor-1」といい、インスリンによく似た構造のタンパク質なため、このように呼ばれています。肝臓や他の組織で生成され、体の細胞を成長させたり、組織を修復したりします。また、母乳にも含まれているほど私たちの体にはなくてはならない成長因子です。さらに、ＩＧＦ－１が血流を促進し、毛髪の成長などに重要に関係していることは明らかだったのです。

ところが、ＩＧＦ－１は思春期に分泌のピークを迎える成長ホルモンでしか増やすことができないと考えられていました。このため、成長ホルモンの分泌が低下しはじめる20代後半になると、ＩＧＦ－１は減少していき、老化が始まるのです。成人になって成長ホルモンを注射するとＩＧＦ－１は増えますが、副作用が強く、アンチエイジングの方法としては失敗に終わりました。

血液は血管の中を流れていますが、もし血管の中で固まってしまうと、血栓ができます。これがいわゆる「血栓症」で、血栓症になると、血液によって運ばれている酸素や栄養が届かず、組織が壊死してしまうのです。脳梗塞や心筋梗塞などの重篤な病気を引き起こす原因になります。

血が固まるのを凝固といいますが、凝固因子の一つであるプロトロンビンが活性化されたものがトロンビンです。そのトロンビンの働きを抑えるのがアンチトロンビンというタンパク質です。このアンチトロンビンは血栓をつくらせないようにする働きのほか、組織の血流を増やす働きがあることはわかっていました。しかし、どのようにして血流を増やすのか、そのメカニズムは解明されていなかったのです。

私の研究グループのテーマは、このアンチトロンビンの血液循環を改善するメカニズムを明らかにすることでした。15年以上も研究に明け暮れたのです。

初めはアンチトロンビンの血管に対する作用に着目し、何が関係しているのか突き止めようとしました。しかし、壁に突き当たってしまったのです。アンチトロンビンは、動物実験では、血流を増やすのに、シャーレに入れた血管の細胞には作用しないという結果が出たのです。さらに研究を進めていくと、血液中のアンチトロンビンが直接血管に作用しているのではなく、ある組織を介して間接的に働いていることがわかってきました。

つまり、アンチトロンビンが血管の周囲の知覚神経を刺激することで、血流増加作用を有するＩＧＦ－１を増やしていたのです。知覚神経は、痛みや熱などの刺激を脳に伝える血流増加作用を持つ末梢神経で、身体中の至るところに張り巡らされています。通常、私たちが感じることのない体内のさまざまな刺激情報についても、それぞれの知覚神経によって感知され脳に伝達され、さらに頭皮などへも刺激が伝わっていくのです。

ＩＧＦ－１が増えれば、自然に毛髪は育ちます。ということは、知覚神経を刺激することで毛髪は育っていくのです。毛根の知覚神経を刺激すれば、ＩＧＦ－１が増え、薄毛を根本的に解消することができるのでは――こう考えて、私は血流の研究から、育毛の研究へシフトし、「毛髪内科」という新たな診療科目を提唱したのです。

ＩＧＦ－１を増やせば薄毛は解決できる

成長ホルモンは体のさまざまな組織の細胞でＩＧＦ－１をつくらせ、それぞれの組織の成長を促進します。頭皮でも同じです。

毛髪のもととなるのは、第1章で説明したように毛根にある毛母細胞で、その毛母細胞を養っているのが毛乳頭細胞です。毛根の知覚神経が刺激されると、毛乳頭細胞のＩＧＦ－１が増加し、このとき、毛母細胞はＩＧＦ－１を受け取る受容体でしっかりとＩＧＦ－１を受け止め、結果として、ヘアサイクルが正常化して、育毛が促進されていくのです。

通常、髪の毛の寿命は５～６年です。すべての頭髪の90％は「成長期」に属し、この時期には髪の毛は１カ月に１cmほど伸びるといわれています。髪の毛の成長が停止する「退行期」が２～３週間続きます。次に、毛乳頭が毛根から離れ、毛乳頭と毛根が隔絶される「休止期」になり、２～４カ月続きます。休止期から成長期に移行するときに、新しい髪の毛が生まれてくるのです（毛芽）。このときに古い髪の毛が抜け落ちていきますが、１日に50～１００本ほど抜けるのは正常の範囲内になります。

このヘアサイクルのうち成長期が短く、退行期や休止期が長くなると、毛が抜けやすくなり、また生えるのに時間がかかりすぎるので、薄毛になります。このヘアサイクルを正常に戻す働きがＩＧＦ－１の働きです。さらに、ＩＧＦ－１は毛髪のタンパク質量を増加させ、髪質の向上にもなくてはならない成分で、円形脱毛症の原因となる毛根の炎症も改善するため、円形脱毛症にも効果が期待できるのです。

ＩＧＦ－１は髪の毛の生育だけを促進するのではありません。皮膚ではしわやたるみが改善され、肌の老化防止に役立つほか、生活習慣病の予防や改善、アンチエイジングにも効果があることが知られています。

テレビの健康エンターテインメント番組「たけしのみんなの家庭の医学」（テレビ朝日系）で２０１６年11月22日に放送されたのがホルモン特集の第一弾「ＩＧＦ-１」でした。番組では、衰えた筋肉を若返らせてくれる物質で、将来寝たきりになったり、加齢とともに足腰が弱るのを予防するのに重要な働きがあると、若返り物質として紹介されていました。筋肉だけでなく骨の発達を促し、骨粗鬆症の予防にも大きく関係しているのです。

そのほかに、ＩＧＦ-１には次のような効果が期待されています。

- 視力の維持と近視の予防
- 歯の成長と維持
- 心臓機能の維持
- 神経系の成長や機能の維持、知能の向上
- 認知症の予防
- 糖代謝の改善と糖尿病の予防

・高血圧の改善
・免疫力を高める
・生殖機能の発達・改善
・肥満の防止
・睡眠の質の向上
・抗鬱作用

育毛のカギを握る知覚神経

私たちの生命の根幹をつかさどるといっても過言ではないIGF－1ですが、年齢とともに体内でつくられる量は減少していきます。ピークは思春期で、20～30代と年齢を重ねるにしたがって減り始めるのです。皮膚のシワが増え、たるみ、くすんでくるのはIGF－1の産生量が少なくなってくるからで、同時にさまざまな病気にかかりやすくなります。これが老化です。

ＩＧＦ－１の産生量をコントロールしているのが成長ホルモンです。前述のように、かつては成長ホルモンを補えば老化の進行を抑えられるのではと、成長ホルモンを注射することがありました。しかし、これは筋肉などの衰えを一時的に抑えることができたのですが、重篤な副作用を引き起こすことから自然と行われなくなってきました。

私の研究グループが試行錯誤の末に明らかにしたのが、前述のように知覚神経を刺激してＩＧＦ－１を増加させるということです。知覚神経は私たちの体のどの部分にもあり、熱さや痛みなどを感じる神経で、あらゆるところに張り巡らされています。

例えば、トウガラシやわさび、からしなどの刺激物は口にすると、鼻がツーンとしたり、目から涙が出たり、ノドがヒリヒリ痛んだり、あるいは胃のあたりが熱く感じたりもします。これらは知覚神経が刺激されるために起こってくるのです。また、少し熱い温泉やサウナは免疫力を増強する効果があり、温熱療法とも呼ばれます。これらは、ＩＧＦ－１を増やすことで効果を引き出しているのです。

トウガラシ――刺激物と聞いて、胃の調子がよくないときなど、医師から「刺激物は食べないように」と言われたことがあるけど……という人がいるかもしれません。トウガラシなどの辛味成分が胃粘膜を刺激するので、胃が荒れるのではないかという疑問です。

しかし、真実は、以下に述べるように、全く逆でした。シンガポールの研究者が面白い実験をしています。あえて解熱鎮痛剤（アスピリン）をのませて胃炎状態にした被験者36人を、トウガラシを摂取させたグループとそうでないグループとに分け、トウガラシの摂取が胃炎にどういう影響を与えるか観察したのです。内視鏡検査の結果、胃炎が改善していたのはトウガラシを摂取したグループでした。おそらく、炎症を起こしていた胃粘膜が早期に改善したのは、トウガラシを摂取することによってＩＧＦ－1が増加し、治癒力がアップした可能性が大であると考えられます。

カプサイシンとイソフラボンの相乗効果

私たちの研究では、知覚神経を刺激する物質として、トウガラシに注目しました。トウガラシの辛味成分はカプサイシンで、知覚神経を刺激する代表的な物質です。カプサイシンによって刺激を受けた胃の知覚神経は、その末端からカルシトニン遺伝子関連ペプチド（CGRP）を放出します。これが全身の細胞でIGF－1を増やすのですが、毛乳頭細胞にも十分に働きかけてIGF－1を作らせているのです。

マウスを使った実験でも、その効果は歴然でした。

体毛を剃ったマウスにカプサイシンを4週間にわたって投与し、体毛の生え方を、何も与えていない群と比較・観察。その結果、カプサイシンを投与されたグループのほうが明らかに育毛のスピードが早かったのです。そして、もっと育毛効果の高いグループがありました。それは、カプサイシンだけでなく、大豆などに含まれるイソフラボンを一緒に与えたマウスたちでした。

イソフラボンもカプサイシンと同じようにIGF－1を増やす働きがあるのでしょうか。答えはノーです。イソフラボンは知覚神経内のCGRPを増やします。つまり、カプサイシンの働きを助けているのです。

（写真１）
32歳、男性、全頭脱毛症

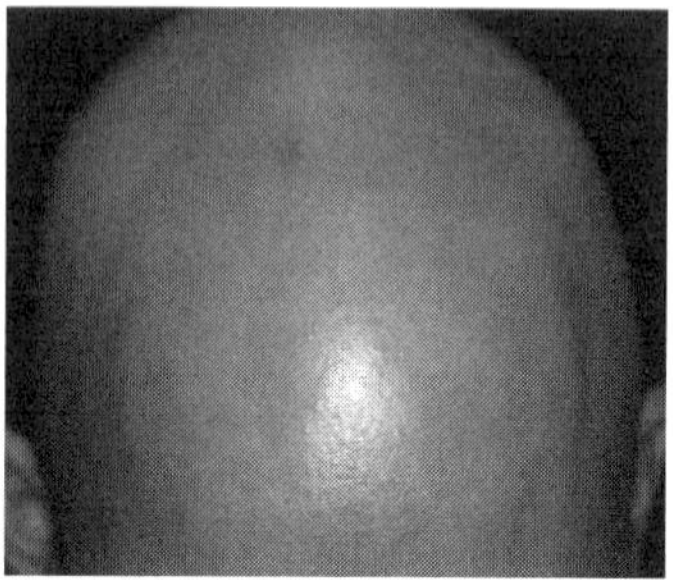

服用前

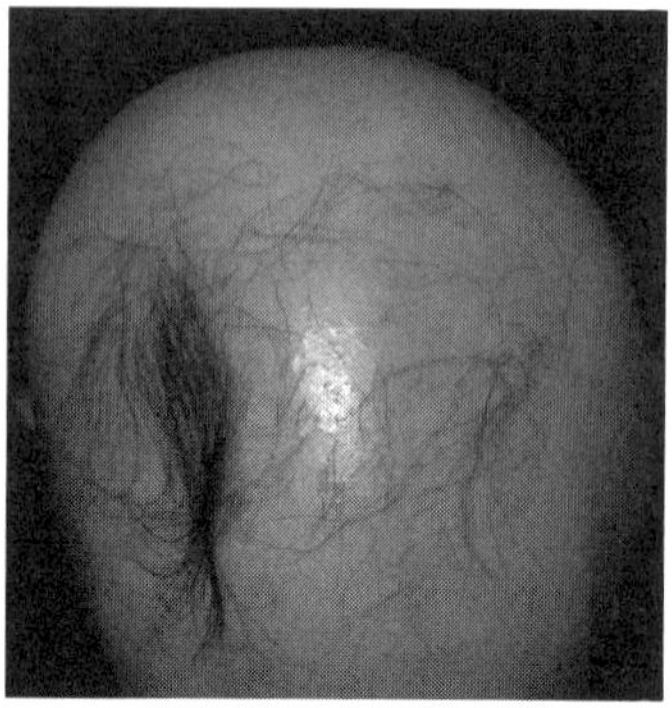

服用７カ月後

次に私たちは、カプサイシンとイソフラボンが果たして、人間の薄毛に対して効果があるのかどうかも検証することにしました。動物実験で効果が出ても、ヒトで効果がなければ、それはただの〝研究者のアソビ〟に過ぎません。

円形脱毛症の重症例である全頭脱毛症にかかった30代の男性にカプサイシンとイソフラボンを摂取していただき、経過を観察しました。

ちなみにこの男性は、脱毛症を発症して半年間は皮膚科で治療を受けていましたが、全く改善の兆しが見えませんでした。しかし、カプサイシンとイソフラボンの摂取後3週間目から頭の一部で産毛が生え始めたのです。さらに、発毛範囲は徐々に拡大し、7カ月後には明らかな脱毛症の改善が認められました（**写真1**）。

この結果を受けて、カプサイシンとイソフラボンが薄毛に効果があると確信し、さらにさまざまな薄毛に悩んでいる人で試すことにしました。内訳は、男性型脱毛症が25人、全頭脱毛症が5人、円形脱毛症が1人の合計31人です。

1回の服用量は、カプサイシンがトウガラシで約2g分、イソフラボンが豆腐で半丁分としました。カプサイシンとイソフラボンを摂取して5カ月が経過した時、被験者の血中ＩＧＦ－1濃度は上昇していました。さらに本来の観察項目である育毛効果に関しては、31人中20人に効果が認められたのです。有効率は64・5％に上ります。

3人に2人に効果があったのですが、まだまだ満足できる結果ではありません。知覚神経を刺激する有効な対策は他にないか、私たちの挑戦は続きます――。

よく噛むことが育毛につながる

知覚神経を刺激するのは、トウガラシなどの刺激物だけではありません。よく噛んで食べることでもIGF－1は、増加するのです。

昔からよく噛むことは健康につながると言われてきました。具体的にはどのような効果があるのでしょうか。ちなみに、神奈川歯科大学の齋藤滋博士は『よく噛んで食べる』（NHK出版）の中で、弥生時代には噛む回数が約4000回、鎌倉時代には約2700回、戦前は1400回、そして現代では620回と激減していると警告しています。その理由として、ハンバーグやスパゲティ、ケーキなどの柔らかい食べ物ばかり食べているからといいます。昔より薄毛の人が増えているのは、噛む回数が減っていることと関係があるのかもしれません。

よく噛むと唾液の分泌が亢進します。私は唾液中に発毛に有効な成分があるのではと考えました。唾液腺に炎症が起きて唾液が減少するシェーグレン症候群では、その患者さんの多くが薄毛であるからです。唾液と薄毛にはなんらかの因果関係があるのではと考え研究を重ねました。そこで注目したのが唾液中のシアル酸です。

唾液中のシアル酸はタンパク質（ムコ多糖体）と結合していて、そのままでは知覚神

（写真２）
シアル酸塗布の育毛への影響

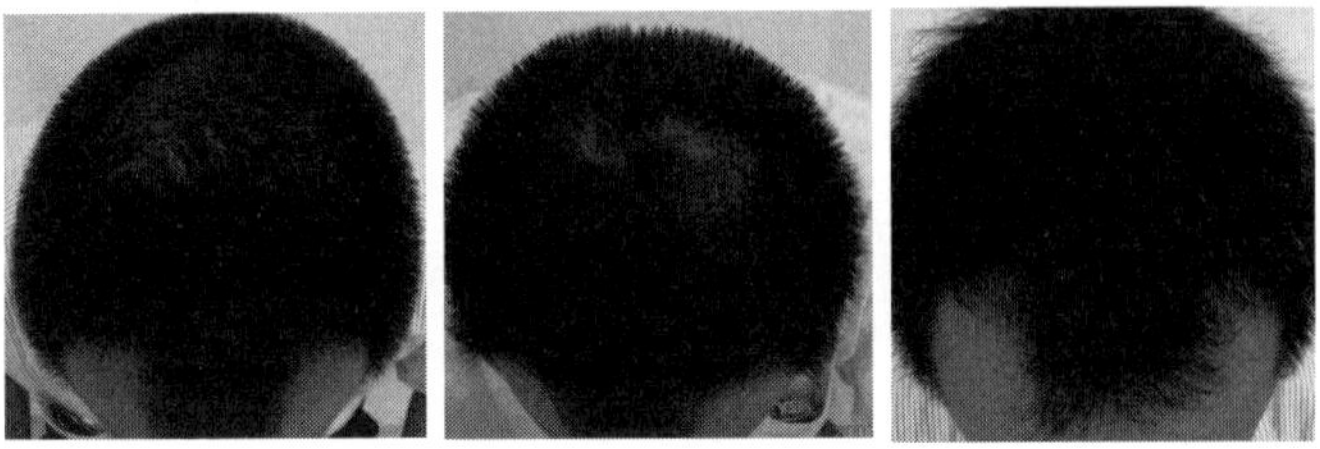

塗布前　　３カ月後　　６カ月後

経になんら作用することはありません。ところが胃の中に飲み込まれると、胃酸の働きでフリーのシアル酸になります。このフリーのシアル酸が胃や腸の知覚神経を刺激してＩＧＦ-１を増やしていたのです。

フリーのシアル酸は、また直接皮膚に塗っても育毛効果があることを確かめています。マウスの皮膚に直接塗布した実験では、皮膚のＩＧＦ-１が増え、育毛効果があったのです。これを踏まえ、６人の男性型脱毛症の患者さんにフリーのシアル酸を６カ月間頭部に塗布して、その効果を検証しました。その結果、６人中５人の患者さんにはっきりとした育毛効果が確認できたのです（**写真２**は30代男性の塗布前、塗布後３カ月、塗布後６カ月の変化を示したものです）。

育毛を助ける食生活

育毛効果があるＩＧＦ－１を増やす知覚神経への刺激ですが、トウガラシのカプサイシンや大豆のイソフラボンのほかにもあります。トウガラシと同じように辛味の強い薬味のワサビはどうでしょうか。ワサビの辛味成分は６－ＭＳ芥子油で、日本の本ワサビの根茎部に多く含まれています。チューブ入りのワサビに多く使われる西洋ワサビには６－ＭＳ芥子油は本ワサビの10分の１ほどしか含まれていないため、薄毛に対する効果は少ないようです。

この６－ＭＳ芥子油はカプサイシンと同じように知覚神経を刺激して、ＩＧＦ－１を増やすことが確かめられたので、実際の効果のほどを検証することにしました。カプサイシンとイソフラボンのときと同じように被験者は12人で、男女の男性型脱毛症の人たちです。

１回あたりの量は、日本ワサビ３・５ｇに相当する６－ＭＳ芥子油と豆腐半丁分の大

（写真３）
ワサビの辛味成分と大豆イソフラボンの育毛への効果

30代男性

50代女性

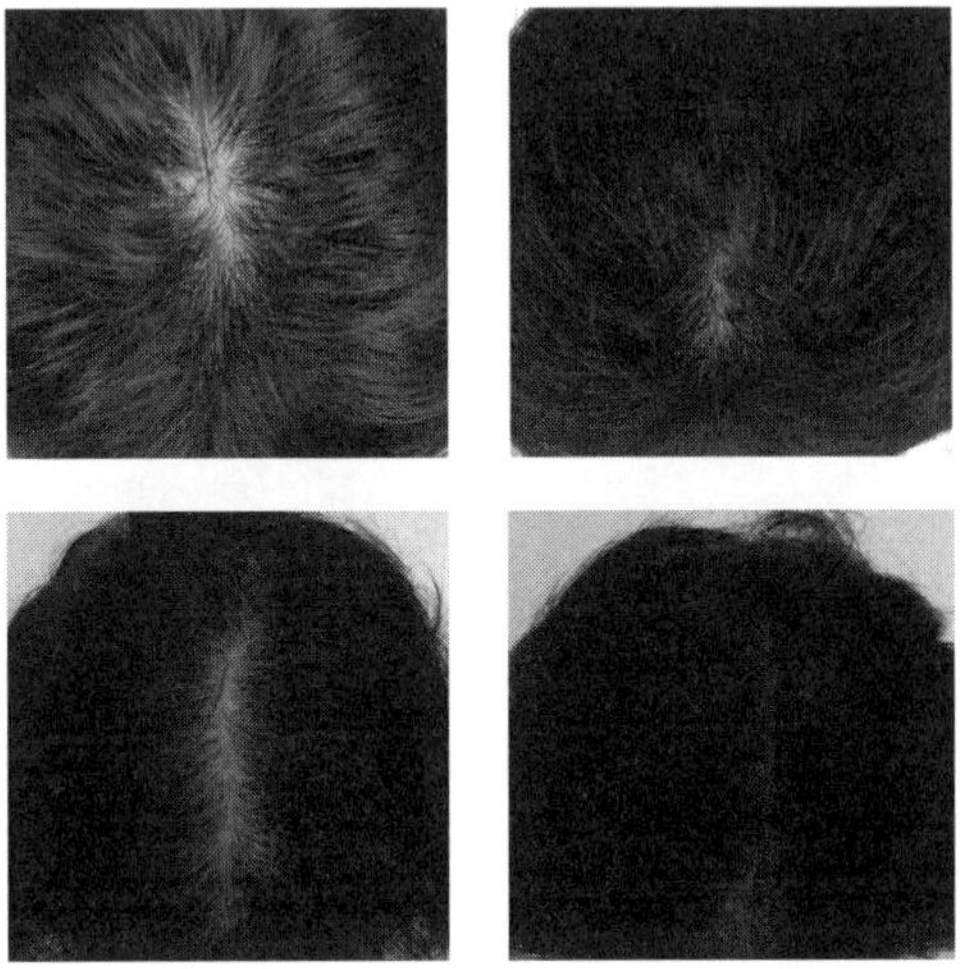

服用前　　服用6カ月後

豆イソフラボンで、いずれも毎日飲むのに苦労することなく摂取できるように配慮しました。その結果、9人にはっきりとした育毛効果が認められたのです。

写真3は6カ月後の30代の男性と50代の女性の頭頂部を写したものですが、どちらも髪の毛がしっかりと生え揃ってきていることがわかると思います。

このほか、ニンニクに含まれるS-アリルシステイン、ショウガに含まれるジンゲロール、カレーの黄色成分であるターメリックに含まれるクルクミン、コショウに含まれるピペリンなどのスパイス類でも知覚神経を刺激してＩＧＦ－１を増やすことができるのです。

このほか、キムチや納豆などの発酵食品、コーヒー、チョコレート、適量の日本酒、ビール、赤ワインなどもＩＧＦ－１を増やす食品です。

さらに、ＩＧＦ－１を増やす知覚神経は、食事以外でも、日常生活を少し見直すだけでも刺激することができます。特にお風呂です。入浴はシャワーで済ませるのではなく、湯船に長くゆったりと浸かったり、あるいは42度の高温の湯に浸かったり、二酸化炭素や超音波、マイクロバブルなどのお湯に浸かったりすると、確実にＩＧＦ－１は増えるのです。

青色光でＩＧＦ－１を増やす

知覚神経を刺激する方法は、食生活やふだんの生活の中だけとは限りません。私が研究を重ねるなかで、知覚神経細胞にタンパク質の一種のクリプトクロムと呼ばれる受容体を見つけました。これはなにを意味するのでしょうか。

クリプトクロムは、ギリシャ語で「隠れた色素」という意味のある物質で、青色光受容体として体内時計のリズムに関与しているといわれています。これが知覚神経中にあることから、私たちはクリプトクロムを刺激すれば、IGF-1が増えるのではないかという仮説を立て、マウスの実験にとりかかることにしたのです。マウスの毛を剃ってから青色LEDを照射し、血中のIGF-1濃度を測定するとともに、育毛に変化がないか観察しました。その結果、青色LEDを10分間照射しただけでもマウス全身のIGF-1が増加し、育毛が促進されることが確かめられたのです。

さらに、私のクリニックでは、顔のたるみやしわの改善と育毛効果を発現させる治療を、患者さんの状態に応じて行っています。**写真4**は30代のAGAの患者さんの頭頂部の変化を示したものです。初めは、サプリメントによる食餌指導と薬剤による治療で薄毛は徐々に改善されていました。その後、1カ月間に6回、上半身への青色照射を実施したところ、明らかに薄毛が改善しています。青色光は頭部に直接照射しな

（写真４）
30代男性、男性型脱毛症

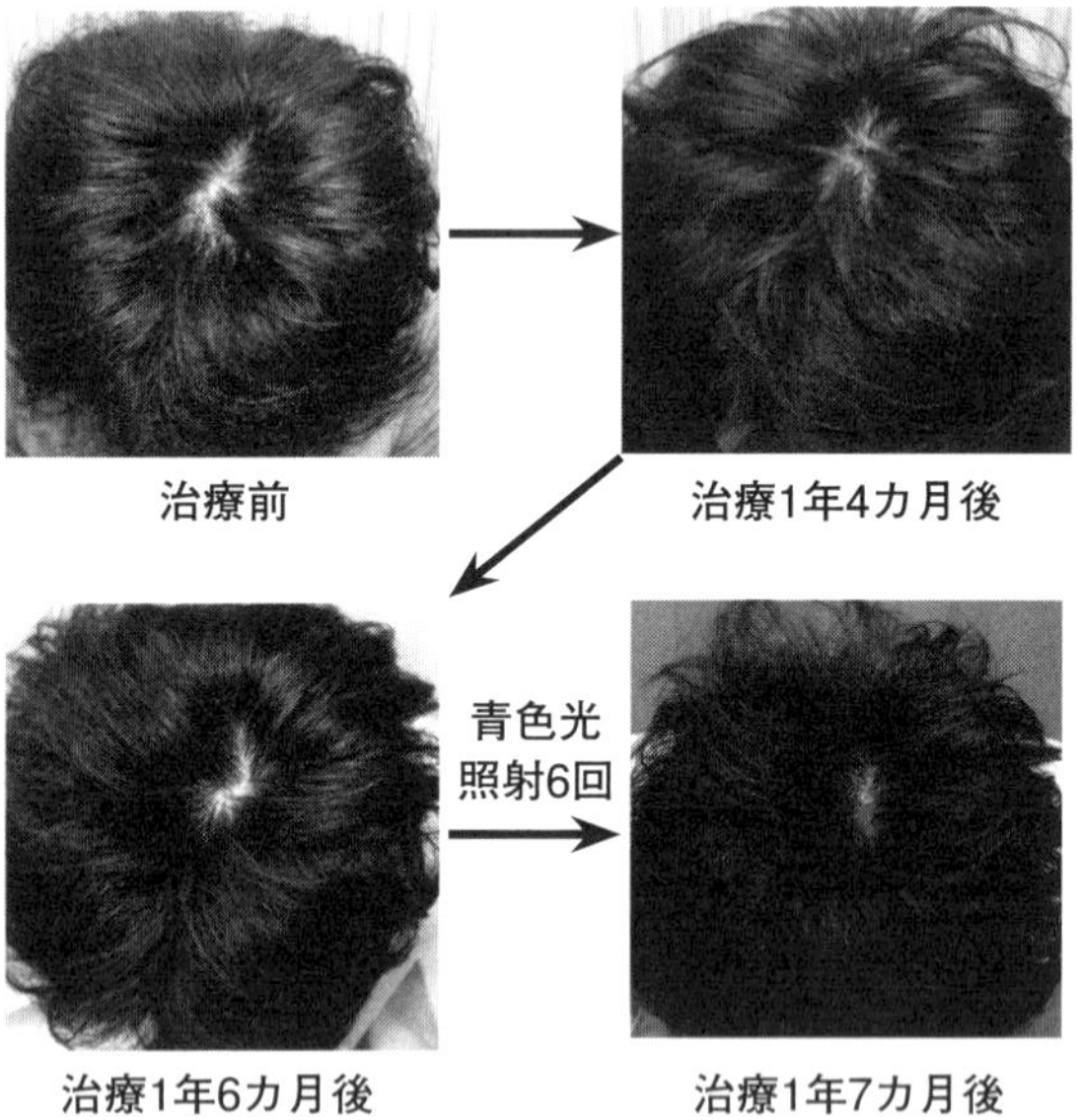

くても、顔や上半身に照射することで事足りるのです。照射部分の知覚神経刺激情報が頭部をはじめとした全身に伝わり、ＩＧＦ－１を増やし、育毛効果につながります。これは、カプサイシンなどで胃の知覚神経を刺激するのと同じメカニズムです。

　青色光が知覚神経を刺激してＩＧＦ－１を増やし、肌のたるみやしわの改善に役立つかを調べた例もあります。21～39歳の13人の女性の顔に青色光を毎日

10分間照射し、肌の弾力性がどのように変化するかを経過観察しました。期間は2週間です。その結果、肌の弾力性が増加したのは9例、変わらなかったのは3例、弾力性が低下したのは1例でした。

また、毎晩、寝ているときに青色光を照射して顔の皮膚がどのように変化するかを検証した実験があります。被験者は30代の女性で、4週間にわたって行われたものです。**写真5**でも明らかなように、ほうれい線が浅くなり、肌のくすみがはっきりと改善されています。

（写真5）
30代女性の顔に対する
青色光照射の影響

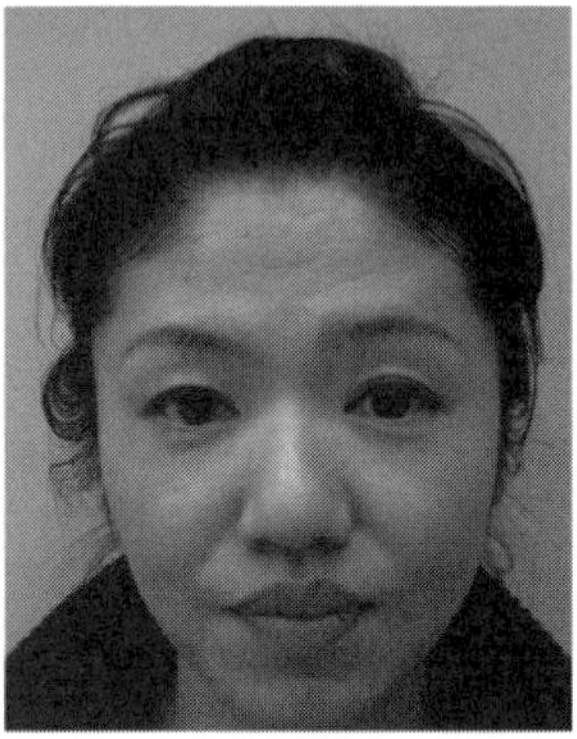

照射前

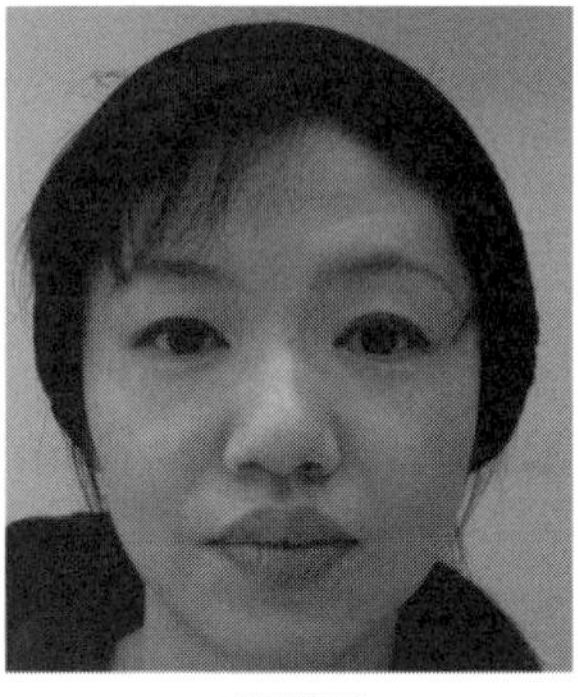

4週間後

育毛剤との組み合わせは

日本皮膚科学会では2010年(平成22年)4月『男性型脱毛症の診療ガイドライン』を発表しました。その中でAランクに位置づけられているのが「フィナステリド」(商品名・プロペシア)と「ミノキシジル」(商品名・リアップ)です。日本国内だけでなく、世界各国でも広く用いられています。いわば、世界標準の治療法となっているといっても過言ではありません。

「ミノキシジル」は頭皮に薬液を塗布して使用する外用薬です。「フィナステリド」は内服薬ですが、脱毛ホルモンDHT(ジヒドロテストステロン)の生成を抑えることで、抜け毛を防ぎます。「ミノキシジル」は頭皮に直接塗布することで血行を促進し、育毛を促す物質を分泌させます。いわば「フィナステリド」が体の中から、「ミノキシジル」が体の外から働きかけることになるのです。また、最近では、ミノキシジルは外用薬だけでなく内服薬としても処方される製品もあります。

しかし、これらの治療薬は高い効果があるとはいえないのです。私の「毛髪内科」を訪れる患者さんの多くは「ミノキシジル」も「フィナステリド」も試している人が多いのですが、むしろ効かなかったという人が多くいます。効果があったという人でも、話をよく聞いてみると、抜け毛が止まって少しよくなった程度かなという頼りないものが多いのが現状です。

「ミノキシジル」は外用育毛剤として塩化カルプロニウムが1％と5％含有したものが市販されています。この塩化カルプロニウムには知覚神経を刺激する作用がありますが、私の実験ではカプサイシンなどに比べると、その作用はかなり低いことがわかっています。

「フィナステリド」はＩＧＦ－１の減少を抑えて、正常に戻す作用があります。ＡＧＡの人に「フィナステリド」を1年間用いた実験では、58％の人に薄毛の進行を抑えて、髪を増やす効果があると認められているのです。同時に「フィナステリド」を飲み続けることで、糖尿病の改善も認められ、ＩＧＦ－１を正常にすることの効果は、薄毛の改善以外にも及んでいるのです。

脱毛ホルモンＤＨＴはいわば育毛のブレーキ役で、「フィナステリド」はそのブレーキを解除する働きがあります。そして、カプサイシンとイソフラボンはＩＧＦ－１を増やす働きがあるので、育毛のアクセル役と考えられるでしょう。

そこで、私の「毛髪内科」ではＡＧＡの人たち22人に、カプサイシンとイソフラボンに加えて「フィナステリド」を６カ月間服用していただき、経過を観察しました。その結果、育毛効果が認められたのは90・９％、そのうちの54・５％には一目ではっきりとわかるほどの明らかな効果があったのです。両者の併用で、さらに育毛のスピードアップが認められています。個人差はありますが、カプサイシンとイソフラボンだけの人よりも２・５倍も早くなったという方もいるのです。

ブレーキを解除して、アクセルを踏み込めば、より車は速く走るということになります。私の「毛髪内科」での治療では、基本的にカプサイシンとイソフラボンの摂取を勧めていますが、同時に患者さんの状態を見ながら「フィナステリド」や、さらに新しい同類の薬であるデュタステリドを処方することもあります。

しかし、医師の目からすると、これで満足するわけにはいきません。もっともっと患者さんが納得していただける薄毛治療法を開発しなくてはならないのです。特に治療効果がまだ不十分な女性の脱毛症を改善する治療法を見つけることが必要なのです。その解答ともなるのが「タキシフォリン」です。第5章で「タキシフォリン」の薬理効果について説明しますが、カプサイシンやイソフラボンと併用することで、IGF-1を増やし、さらなる効果を得ることができるのです。タキシフォリン含有のサプリメントが、新しい薄毛治療への道しるべだったのです。

第4章

女性の脱毛症の特徴
――画期的な治療法が見つかった

女性の脱毛症は男性型とどう違う？

薄毛に悩むのはなにも男性だけとは限りません。女性の10人に1人、およそ600万人が薄毛に悩んでいるといわれています。

男性の脱毛は多くがＡＧＡ（男性型脱毛症）ですが、女性でも「男性型脱毛症」に類似した脱毛症にかかるのです。女性がかかる男性型脱毛症は「女性男性型脱毛症」（ＦＡＧＡ）と呼ばれていました。しかし、現在ではＡＧＡの治療薬が効かないこともあり、女性型脱毛症と呼ばれています。その特徴は、髪の毛が細くなり、ツヤやコシも悪くなり、また毛の量が全体的に減ってしまうことです。前頭部や頭頂部など特定の部分から集中的に髪が抜けて薄くなる男性型脱毛症とは異なり、女性では生え際が抜けていくことは少なく、頭頂部から薄毛が徐々に進行していきます。進行が緩やかなので気がついたら、地肌が目立つようになり、薄くなっていたという人が多いようです。

しかし、男性のＡＧＡと違って、局所的に薄毛の部分が男性ほど目立たないので、気がつくのが遅くなったり、進行して初めて薄毛に気づくというケースが多いようです。薄毛の進み方が極端でないため、薄毛をカバーするヘアスタイルや、あるいはウィッグ、ヘアピースなどを利用して目立たないように努力している方が多く見られます。

30歳代後半から減る女性ホルモンの影響

ＡＧＡの発症には男性ホルモンが大きく関係していましたが、女性ではどうなのでしょう。実は、女性の体内でも男性ホルモンが作られています。男性ホルモンであるテストステロンやジヒドロテストステロン（ＤＨＴ）が体内で合成され、毛髪に影響を与えるメカニズムは男性と同じです。では、なぜ男性のＡＧＡと症状が違うのでしょうか。

男性ホルモンのＤＨＴが脱毛に影響を与えるのとは逆に、女性ホルモンのエストロゲンにはＩＧＦ－１を増やして、毛髪を育てる働きがあります。

そのため女性ホルモンの分泌が盛んであれば問題はないのですが、悲しいことに年齢を重ねるに従って女性ホルモンの分泌量は減少してしまいます。女性ホルモンは、男性ホルモンの作用を抑制する作用を持っています。女性ホルモンは、早い人では30歳代半ばごろから減少するといわれています。それに伴って、男性ホルモンの作用が強く表れるようになり、薄毛になりやすくなります。閉経を迎える更年期には急激にホルモンバランスが乱れて、女性ホルモンが減少し、それに加えて、ＤＨＴの作用が優位に立ってくるのです。

女性の薄毛は分け目が目立つ

薄毛や抜け毛で悩む女性に一番多いのが分け目の薄毛です。シャンプーするたび、あるいは鏡をのぞくたびに薄くなっている分け目を見て、このまま薄毛がどんどん進行するのではないかという恐怖に襲われるといいます。分け目の薄毛は、自分でも気づきやすいので、毎日眼につき、不安から逃れられません。

更年期を迎えた中高年の方に多いのが特徴ですが、最近では、10代や20代の女性にも増えつつあります。これは、卵巣が十分に女性ホルモンを作る力を持っていても、それをコントロールする脳からのホルモンの分泌のリズムが狂うことによると考えられます。

女性の薄毛は加齢以外にも原因がある

加齢以外にも女性ホルモンが減少し、抜け毛になることがあります。出産、ストレスや過度のダイエット、生活習慣の乱れなどがその原因です。また遺伝的要素や生活習慣に起因するもの、睡眠不足などは、男性の場合と同じといえます。また、甲状腺ホルモンの低下や膠原病など皮膚の病気が潜んでいることもあります。

《出産》

妊娠すると、女性ホルモンが増えますが、出産に伴い女性ホルモンが急に減少するので、出産後に異常な脱毛が引き起こされるのです。「分娩後脱毛症」（産後脱毛症）で、出産後2～3カ月を過ぎるころに突然髪が抜けてしまいます。通常、時間の経過とともに半年から1年で回復しますが、高齢出産の場合は、回復が遅れることもあるようです。妊娠・出産後の脱毛症については後述しています。また、出産後に円形脱毛症を発症することもあります。

また、ホルモンバランスの面からは、経口避妊薬（ピル）の服用に関しても影響が大です。ピルを一定期間飲み続けていた後に中止すると、ホルモンバランスが一気に崩れてしまい、一時的に脱毛が増えることがあります。

《ストレス》

最近増えてきているのがストレスです。若い年代でも女性型脱毛症と診断されるケースが増えています。

ストレス社会といわれる現代では、日常的にストレスにさらされているような状態です。ストレスの影響で髪の毛が薄くなったという男性のことはよく聞きますが、いまや女性も同じようにストレスを受けて、髪に影響を受ける人が増えています。

仕事だけにかかわらずストレスは日常どのような場面でも受けることがあります。夫婦関係によるもの、嫁姑関係によるもの、隣近所によるもの、育児ストレスなど、さまざまなものがストレスになり、薄毛の原因になります。

過度にストレスがたまると、ホルモンや自律神経のバランスが崩れ、ＩＧＦ－１が減少します。これによりヘアサイクルが乱れ、脱毛します。

《ダイエット》

若い女性が薄毛になる一因として、ダイエットがあります。過度なダイエットでは摂取カロリーの減少により、体が冷えてきます。体が冷えるとＩＧＦ－１が作られにくくなり、脱毛します。

逆に、食生活として注意しなければいけないのは、糖分や塩分の摂り過ぎです。どちらも、知覚神経の働きを鈍らせて、ＩＧＦ－１を減らします。

《過度のヘアケア》

特に若い女性に多く見られるのが、洗浄力の強いシャンプーを継続的に使ったり、日に何度もシャンプーをしたりすることです。あまりシャンプーをしすぎると、頭皮に必要な皮脂までも洗い流してしまい、脱毛します。

出産後の生活習慣の変化にも注意

前述のように、出産後は、女性ホルモンが急に減少するため、抜け毛が増えますが、その後の生活でも、育毛に影響を与えます。出産後の生活は常に赤ちゃんが中心となるため、出産前とは生活習慣が一変します。夜泣きや頻繁な授乳により睡眠不足になるのはどうしても避けられません。こうした不慣れな生活や睡眠不足がストレスとなり、女性ホルモンの分泌を不十分にするだけでなく、自律神経を乱します。また、産後の無理なダイエットも、髪の毛にとっては要注意です。いずれの生活習慣の変化もＩＧＦ－１を減らします。

出産後の抜け毛は一時的なことが多いのが特徴です。ホルモンバランスはやがて元に戻るので、抜け毛も自然と解消されます。

しかし、抜け毛のショックがストレスとなり、それが原因となって抜け毛が増えるという悪循環もあります。「出産後の抜け毛はだれにでもあるんだ」というふうに楽な気持ちをもっておくとよいでしょう。授乳の時間を調整すれば、生活にリズムをつくることもできます。自律神経のバランスを整えるためには、昼と夜の生活をできるだけ逆転させないことです。

赤ちゃんの不規則なペースによって自分の食事がおろそかになってしまいがちですが、大豆製品は意識的にとるようにします。大豆に含まれるイソフラボンにはエストロゲンと似た働きがあり、ＩＧＦ－１を増やします。また、本書でも説明していますが、イソフラボンと、トウガラシに含まれるカプサイシンは「究極の育毛食」と呼べるほど、発毛を促す成分です。乱れたヘアサイクルをきちんと治してくれることが期待できます。

女性には使えない男性用の育毛剤

男性は男性ホルモンを多く持っているため、脱毛症の遺伝子を持っていれば生活習慣にかかわらず薄毛になりやすくなります。対して女性は、極端なダイエットやストレス、過度のシャンプーなどの間違ったヘアケアなどが原因で起こることが多いものです。これらは、女性の意志によって改善することができるため、生活習慣を見直すことで薄毛の改善が期待できます。

薬局のヘアケアコーナーには、女性の薄毛を対象にした商品が数多く並び、女性専用の育毛剤が次々と発売されています。女性は男性と比べ男性ホルモンが少ないためか、育毛効果が男性よりも出やすいといわれていますが、そんなことはありません。

女性ホルモンが減るということは薄毛の原因としては重大です。乱れたヘアサイクルを正常な状態に戻すには、やはり体の内面から改善していかなければならないのは、男性の場合と同じです。市販の育毛剤は、ほとんどが十分な効果をもたらさないと考えたほうがよいでしょう。

ＡＧＡの治療薬に内服薬の「フィナステリド」（商品名・プロペシア）や「デュタステリド」（商品名・ザガーロ）などがあります。しかし、この薬は女性の治療には用いることができません。妊娠中あるいは妊娠しているかもしれない女性が「フィナステリド」などを服用すると、胎児の外性器が正常に発達しなくなるおそれがあるからです。そして副作用のことだけでなく、「フィナステリド」を女性に使って有効だったというエビデンスも得られていません。

また、男性用の治療薬として知られる「ミノキシジル」（商品名・ロゲイン、リアップ）はどうでしょうか。

「ミノキシジル」を配合した外用薬には、男性用と女性用とがあります。違いは、「ミノキシジル」の濃度です。日本では１％のミノキシジル外用薬（商品名・リアップレディ）が女性用として市販されていますが、従来アメリカでも２％の女性用の外用薬（商品名・女性用ロゲイン）が一般的に使用されていました。女性は男性より濃度が低くても、十分な発毛効果がみられるため、男性用に比べて女性用の外用薬は濃度が低くなっています。「ミノキシジル」の含有量が多いほうが効果ありそうだからといって、男性用を使用しないように気をつけましょう。高濃度の「ミノキシジル」を使うと、体毛が濃くなる、ムダ毛が生えるなどの副作用があります。他の育毛クリニックで、ミノキシジルを処方され、顔中に長いうぶ毛が大量に生えて、少し人間離れした風ぼうになった女性患者さんもいました。

前述のように、ミノキシジルのＩＧＦ－１を増やす作用は弱いので、あまり効果は期待できないでしょう。

「ミノキシジル」は本来が血管を広げて血圧を下げる薬なので、心臓疾患、高血圧、低血圧などの人は服用するには注意が必要です。必ず医師に相談して使用するようにしましょう。また妊娠中や授乳中、ガンなどの治療中の場合は、使用は勧められていません。

それでは、女性の薄毛に対して有効な治療法はないのでしょうか。実は、ＡＧＡや円形脱毛症と同じように、体内のＩＧＦ－１を増やすことで薄毛を解決することができるのです。

第5章

更なる育毛素材を求めて

――驚異の新成分「タキシフォリン」

「神の樹」の秘密

極寒の地シベリアの広大な針葉樹林の森林はタイガと呼ばれています。寒帯のツンドラは湿地状の草原で、樹木の生えない地域で、タイガでは夏は30度以上、冬はマイナス60度以下になります。この気温差100度以上にもなる厳しい環境下でも逞しく育つのがカラマツです。カラマツはマツ科に属しますが、普通のマツと違って落葉する特徴があります。

カラマツは群生することはないのですが、シベリアでは極端な寒冷地であること、永久凍土に覆われていること、降水量が少ないことなどから他の樹木が入り込めなかったため、カラマツだけの森林をつくることができたと考えられています。シベリアのカラマツは成長が早く、高さ30メートル、幹の直径50センチ、樹齢250年に及ぶものもあるといい、そのため、現地では「神の樹」と呼ばれています。

ロシア東部の内陸に住むユカギール人やヤクート人の間では、カラマツの樹皮をはぎ落とした形成層や木部をナイフで刻み、その煮汁にミルク（馬乳）や魚粉を加えたスープ「サスナー」を飲んでいたと古書に記されています。マイナス60度以下の厳冬の地で狩猟による食材が主だった原住民の食を考えると、冬季の食材が乏しいなかで、カラマツからつくった「サスナー」は、厳しい環境下で生き残るための食材となっていたのです。栄養豊富な薬用飲み物として利用されていました。「神の樹」はまさに「生命の樹」でもあったということができるでしょう。

カラマツは非常に腐食に強いことから、ベネチアやサンクトペテルブルクなどの水上都市を水中で支える杭として多量に使用されています。長い年月水中にあっても腐らないのはカラマツ自身がもっている独特の成分によるものでした。

天然のポリフェノール「タキシフォリン」

1960年代半ばから、旧ソビエト連邦の有機化学者らが、シベリアの住民から「神の樹」とあがめられているカラマツの樹皮をはぎ落とした形成層や木部の食を知り、カラマツエキスの研究が始まったのです。その中心的役割を果たしたのが、バイオフラボノイド分野の先駆的な研究者だったノンナ・A・チュカーフキナ博士でした。博士が、ロシア医学アカデミー傘下の国立イルクーツク大学在籍時に、カラマツに含有している植物フラボノイド系ポリフェノールの「タキシフォリン」（ジヒドロケルセチン）を発見し、その秘密の解明に一歩踏み出すことになったのです。

まず、タキシフォリンは優れたORAC（Oxygen Radical Absorbance Capacity。活性酸素吸収能力）値を示す天然フラボノイドとして知られています。ORAC値は抗酸化作用の強さを数値化したもので、細胞の酸化を防ぐ作用のことです。

私たちは日常生活において、さまざまな環境要因（紫外線、喫煙、過労、暴食・暴飲、睡眠不足など）の影響を受け、生体内では活性酸素が発生しています。活性酸素によって、肌のシミやシワ、関節の痛み、内臓機能の低下など、さまざまなトラブルを引き起こしているのです。この活性酸素を無害化する代表格がポリフェノールで、抗酸化物質や抗酸化成分などと呼ばれます。

ＯＲＡＣ値の比較実験では、一般に抗酸化作用が強いといわれるケルセチンやカテキン、ビタミンＣ、ビタミンＥに比べ、「タキシフォリン」はケルセチンの1・5倍、カテキンの1・8倍、ビタミンＣの7倍、ビタミンＥの11倍を記録しています。タキシフォリンは、体を過度の酸化から守り、細胞の健康維持を助ける天然成分由来の栄養素の一つとなっているのです。

また、タキシフォリンには、アミノ酸の糖化抑制実験や肌の糖化抑制実験から高い抗糖化力があることが確かめられました。

高血糖状態が続くと、各種臓器の構成成分であるタンパク質が糖と結合して、さまざまな障害――脳では脳梗塞や認知症、眼では糖尿病性網膜症や白内障、心臓血管では動脈硬化や心筋梗塞、骨では骨粗鬆症、肝臓では非アルコール性脂肪肝炎、肌ではシミやシワなどの障害を招きます。

薄毛の原因となるＩＧＦ－１の低下を抑える

さまざまなストレスがふりかかると、ヒトは交感神経を緊張させて対処します。その結果、自律神経のリズムが乱れ、多くの組織で血管が収縮します。そして、その後に、副交感神経が優位になると虚血になった組織に血流が流れこみ、このとき、活性酸素が生成されます。この活性酸素が、血管の内腔をおおっている血管内皮細胞という細胞の細胞膜を傷つけます。この血管内皮細胞は、ＩＧＦ－１を作る過程で重要な役割を担っているので、大量の活性酸素は、ＩＧＦ－１の産生を低下させることになります。その結果、育毛が阻害されます。

この活性酸素の働きを抑えるのが抗酸化力で、タキシフォリンには高い抗酸化力が備わっています。すなわち、タキシフォリンは、その高い抗酸化力により、血管を守り、ＩＧＦ－１の産生を保つ働きがあると考えられます。さらに、後述しますが、タキシフォリンそのものがＩＧＦ－１を増やして、抗酸化力を発揮する可能性もあります。

動物実験や臨床試験での成果

１９９０年代に入り、チュカーフキナ博士を中心とした開発チームにより、タキシフォリンの工業的な生産方法、薬理作用について研究が進みました。

タキシフォリンの科学的検証として、ロシアでの実験データを簡単に紹介しましょう。

・毛細血管保護実験（抗炎症実験）

マウスの皮膚に炎症を起こさせ、炎症巣にトリパンブルー溶液が出現するまでの時間を測定。タキシフォリンと、タマネギやソバなどに含まれるポリフェノールのケルセチンとを比較して、タキシフォリンのほうが高い効果があることが証明されました。

・血液粘度上昇抑制実験（血流改善実験）

脳虚血を発症させたラットの血液を抜き取り、血漿の粘度、ヘマトクリット値、血漿フィブリノゲン値などを測定。その結果、タキシフォリンとビタミンCを混合処方した群に血流改善効果がみられ、特に顕著だったのは赤血球変形能の向上でした。

現在ではロシア連邦保健省の承認・許可のもとで、タキシフォリンは医薬品成分（抗酸化剤、血管保護剤）として承認されています。さらに、健康食品としても承認され、医療現場や一般家庭で広く利用され、人々の健康維持に役立てられています。

また、臨床試験の現場でも広く用いられ、２型糖尿病患者、動脈硬化患者、高血圧症患者に対しての試験ではいずれも顕著な改善効果が確認されています。

アルツハイマー病への効果も

２０１７年（平成29年）４月４日付、毎日新聞にタキシフォリンがアルツハイマー病の症状を改善する効果があることが確かめられたとする記事が掲載され、大きな話題を集めました。その記事の概要は次のようなものです。

――ポリフェノールの一種にアルツハイマー病の症状を改善させる効果があることを、国立循環器病研究センターの斉藤聡医師(神経内科)らの研究チームがマウスを使った実験で解明した。その研究成果は英科学誌に掲載された。

アルツハイマー病は、神経細胞から排出される異常タンパク質が凝集し、脳内の血管にたまることが一因とされる。研究チームは、ポリフェノール「タキシフォリン」が、この異常タンパク質の凝集を防ぐことに着目。アルツハイマー病を発症したマウスに食べさせたところ、脳内の血流量や認知能力が正常なマウスに近い状態まで回復した。

研究チームは2014年から、異常タンパク質の除去を促す別の医薬品を使ってアルツハイマー病の進行を抑える治験を進めている。これとタキシフォリンを併用すれば、より大きな治療効果が得られるとみており、斉藤医師は「アルツハイマー病の有効な治療法になり得る。25年度中に併用治療の臨床応用を目指したい」としている。

――

さらに、国立研究開発法人・森林総合研究所のホームページでは、次のようにタキシフォリンの抗酸化力について記しています。

――タキシフォリンはカテキンよりも高い抗酸化作用があることが知られており、シベリアカラマツなどごく一部の樹木からしか抽出できない、非常に高価な物質です。さらに最近、京都大学においてタキシフォリンがアルツハイマー病の原因となるアミロイドβの凝集を緩和する作用があることが報告され、その効果が期待されています。

――

さまざまな研究機関からタキシフォリンの薬理効果が報告され、注目を集めだしていますが、今後研究が進むにつれ、もっともっと明らかになっていない薬効が報告されるでしょう。ＩＧＦ－１にも、認知機能改善効果があり、タキシフォリンは、動物で、ＩＧＦ－１を増やして、認知機能を改善している可能性もあります。

タキシフォリンの生理活性作用

ここで、抗酸化力、抗糖化力の高いタキシフォリンの生理活性作用についてまとめておきましょう。

・糖尿病における血糖降下作用と血中脂質の低下作用

高血糖状態が長期間続くと、血管内の余分なブドウ糖は体内のタンパクと結合します。この際、赤血球のタンパクであるヘモグロビンとブドウ糖が結合したものがグリコヘモグロビンで、このなかで糖尿病と密接に関係をするのがヘモグロビンＡ１ｃです。糖尿病患者の高血糖によるヘモグロビンの糖化を改善し、ヘモグロビンＡ１ｃの値を下げます。さらに血液中の中性脂肪やコレステロールの酸化を防止するのです。

・血管を保護して動脈硬化を予防・改善

脂質やコレステロールの酸化を防止するとともに、これらが血管にたまって血栓ができるのを防ぎ、動脈硬化を予防・改善します。

・**毛細血管の劣化の防止**

毛細血管の劣化や血液成分の酸化を防ぎ、毛細血管を保護します。毛細血管内腔の狭窄を防ぎ、血流をスムーズにし、体の隅々まで酸素や栄養成分がゆきわたるように改善します。

・**血液の酸化・糖化を防ぎ高血圧を予防・改善**

血管や血液成分の糖化・酸化を防ぎ、丈夫でしなやかな血管に保ちます。これにより高血圧の予防・改善につながります。

・**糖尿病の合併症（網膜症、腎症、神経障害）の予防・改善**

高血糖はほとんど自覚症状がなく進行し、合併症（網膜症や腎症、神経障害）などが出て初めて糖尿病と診断されることが多くあります。毛細血管が糖化・酸化していることで血管狭窄や出血が起き、網膜症や腎症、神経障害を起こすのです。これらを防ぐには抗糖化力と抗酸化力が必要になります。

薄毛からは話題が少し離れ、タキシフォリンの驚異のパワーについて説明しました。これまで明らかにされたタキシフォリンの効果は、ＩＧＦ－１の効果と極めて類似しています。ＩＧＦ－１は、スーパーオキサイドディスムターゼ（ＳＯＤ）などの活性酸素を消去する酵素を増やすことで、抗酸化作用を発揮します。また、インスリンのような糖代謝改善作用も持っているので、タンパク質の糖化を抑制し、糖尿病を改善する作用も持っています。さらに、強い血管拡張作用と心臓の働きを高める作用を持っているので、組織の血流を増やします。これらの事実を総合すると、タキシフォリンは、自身の抗酸化力に加えて、実際に生体に投与されると、おそらく、知覚神経の機能を高めて、ＩＧＦ－１を増やして、その健康効果を発揮していると考えられるのです。

これらの考えを踏まえて、私のクリニックでは、タキシフォリンの育毛効果を期待して、昨年末から患者さんの状態に応じてタキシフォリンを併用するようにしています。従来からのカプサイシンとイソフラボンによるＩＧＦ－１産生と、新成分のタキシフォリンによる抗酸化力と抗糖化力で、さらに予想されるＩＧＦ－１産生亢進作用で、育毛効果がさらに高まると考えられるからです。

タキシフォリン含有のサプリメントを使用するようになってわずか半年近くですが、育毛効果は従来よりも著明に高くなりました。次章では、その驚くべき自験例を紹介しましょう。

第6章

AGA、円形脱毛症、そして女性型脱毛症が改善した例

——体の内側から薄毛を改善する

新しい理論に基づいた薄毛治療法

私が約20年間、血液学を研究する過程で発見した薄毛の治療法は、一言でいうと、体内の知覚神経を刺激することで、ＩＧＦ－１の産生を増やして育毛を促進して、薄毛を改善する方法です。

「毛髪内科」をつくって薄毛治療にあたるという新しい試みは、２０１２年4月、「名古屋Ｋクリニック」を開院してスタートしました。

まず診察は、問診から始まります。

薄毛の状態や全身の健康状態、食生活をはじめとした生活習慣や、既往歴・家族歴などを総合的に判断して、薄毛の原因を探って治療方針を立てていきます。検査では、頭皮の状態の観察、肌の弾力性の測定、さらに頭部の写真を撮影し、これらのデータを治療効果の判定に用います。

治療は、薬剤と食餌指導を組み合わせ、患者さんの状態と薄毛タイプに応じた、最も効果的な治療を進めます。食餌指導はサプリメントが中心になりますが、患者さん一人ひとりに適した量が決められていきます。薬剤は、デュタステリドやセファランチンをはじめとして患者さんの薄毛状態から最も適切と思われるものを組みあわせて治療に用います。

さらに、ホームケア用の外用剤は、当院が独自に開発した頭皮でIGF－1を増加させるスカルプジェルを使用しています。

さらに、症例によっては、体内のIGF－1を増やす効果がある青色光照射や高気圧カプセルを勧めることもあります。

開院から5年以上が経過し、患者さんからも喜びの声が多々寄せられていますが、もっと早く、もっと多くの人の薄毛、特にこれまでの治療で治らなかった脱毛症を改善したい――そのための研究を続けていたところ、いままでにはないタキシフォリンという新しい成分について知る機会がありました。ロシアでは、抗酸化剤、血管保護剤として医薬品成分として登録されているものです。安全性にも全く問題がありません。

ＩＧＦ－１を増やす治療の自験例

名古屋Ｋクリニックの治療を受けられた患者さまからのお手紙を紹介します。

◎難治だった全頭脱毛とアトピー性皮膚炎が改善した

私は、25歳の金融業界に勤める会社員です。実務は非常に忙しく、ストレスが非常に多いです。このような環境のせいもあり円形脱毛症が発症したのではないかと思います。最初に異変に気付いたのは、２０１２年5月頃です。社会人2年目にも突入して仕事量も多くなり、慣れない状況で働いていました。性格的に負けず嫌いなので、無理をしていたのかもしれません……。

発症時の症状としては、頭皮に湿疹ができそこを中心にハゲていきました。当然のことながら、ショックでした。最初は一カ所だったものが、二カ所……三カ所と増えていきました。負の連鎖は続きます。同年6月に、大阪への転勤を言い渡されました。

その頃、頭皮の湿疹だけではなく、体中が湿疹だらけになりました。元々、アトピー体質ではなかったのですが、皮膚科医の診断は若年性アトピーでした。この状況で、大阪に転勤して一人暮らしをするのは厳しいと考え、会社に身体状況を説明して見送りをして頂きました。2週間の休暇も頂きました。その間、円形脱毛及びアトピーへの治療を開始しました。私が選択した病院は大手大学病院です。

その病院での治療法は、簡単にいうとステロイド漬けにすることです。イメージ的には、内服&全身に塗りたぐるといった感じです。効果はゼロだったと思います。ドライアイス→ＳＡＤＢＥと業界では最先端といわれる治療を行いましたが、全てにおいて効果はゼロ……。自暴自棄になりました。腹が立ちました。何故自分が……。

ただ、諦めたくない。当時は、そんなことが頭の中でグルグル回っていました。頭の中でいくら考えても、行動しないと前には進まないのでインターネットや本を通じて病気に対してのある程度の知識を付けました。知識をつけるの　は大事だと思います。何でもそうですが、何かを完遂しようと思ったら完遂のために知識は少なからず付けるべきだと考えます。自分の現状を受け入れるのはしんどいかもしれませんが、完治したいのでいやいや知識を付けました。

そして出会ったのが、名古屋Ｋクリニックです。選択理由は、根本的に治療していく療法に魅力と自分の勘が働きました。ここだ！とりあえず、行ってみようと思いました。

寒空の12月……。記念すべき第1回目の診察日。

当たり前ですが、半信半疑でした。診察内容は現状把握(頭部写真撮影)↓先生との面談↓青色光線。といった流れです。写真撮影して、自分の頭をみて……。まー、しんどかったですね。ただ、治すためには仕方がないと考えました。先生との面談では、丁寧な対応で治療の流れを話してもらいました。治療の流れについては名古屋Kクリニックのウェブページの閲覧を願います。ざっくりいうとサプリメントで治療していきます。基本的には、内的療法であり、根本的なところを治していくスタンスになります。

翌年1月、再診で早速効果が見られました。前回の写真撮影と比較して、髪の毛が増えていました。なんとなく増えた感じだったのですが、比較すると一目瞭然でありました。希望の光という表現は大袈裟かもしれませんが、完治への道が開けた……。そう感じました。それから、毎月一回の通院で先生のカウンセリングと青色発光を受けました。月単位で変化が見られたので、嬉しかったです。また、幸いにもアトピーの方にも効果が

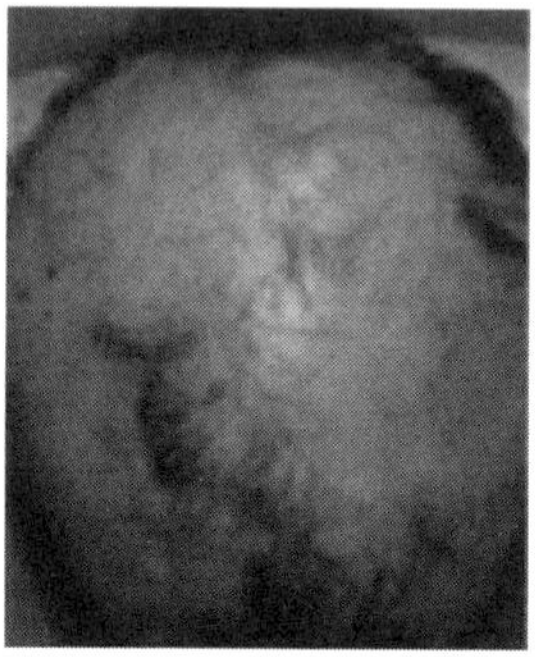
治療前

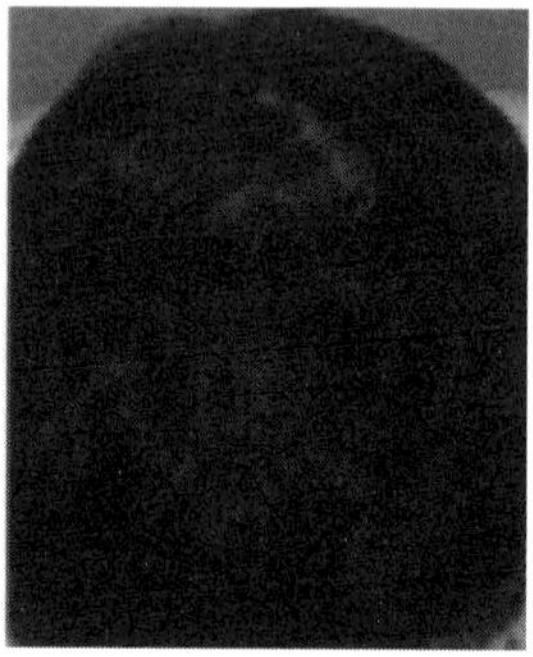
6カ月後

見られました。痒くてイライラしていたのですが、徐々に痒みも和らいでいきました。まさに、一石二鳥でした。いや、それ以上に感じました……。

そして半年が経過しました。約半年で、9割近くの髪が生え揃いました。こんなに効果が出るとは全く思いませんでした。岡嶋先生には感謝をしています。本当にありがとうございました。両親にもいろんな面で支えてもらえたと思います。

完治への道の出口までもう少しの状況にいることを非常に喜ばしく思います。皆様も決して諦めることなく、治すんだ！という強い気持ちを持ってこの病気と闘ってください。名古屋Kクリニックでの治療法は高レベル・高品質であるため信じてください。別に死ぬ病気なわけではないですが、非常に精神的に辛い病気だと思います。共感できる人は周りにはいないと思います……。自分に負けずに、頑張ってください。

◎円形脱毛症とアトピー性皮膚炎が改善

２０１２年の夏に抜け毛を多く感じ、秋には気付いたら部分ごとに髪がない状態でした。まだ30になったばかりの自分にまさかとは思い、かなりショックでした。

いくつかの育毛サロンを訪ねてはみましたが、何か信憑性に欠けて通う気持ちになりませんでした。

こちらのクリニックを訪ねて体の内側から育毛させる理論を聞き、最初は半信半疑でしたが診察を受けて1カ月で効果がすぐにわかり、しかも少し腫れぼったくて、赤みがかった肌も、とてもきれいな状態になりました。今までの自分の不健康な生活を誤り、食生活をあらため、先生の診察のもと体調もよくなり集中力もついて私生活も健康な状態になっています。
これからも毎日の生活に気をつけておくっていきたいと思います。

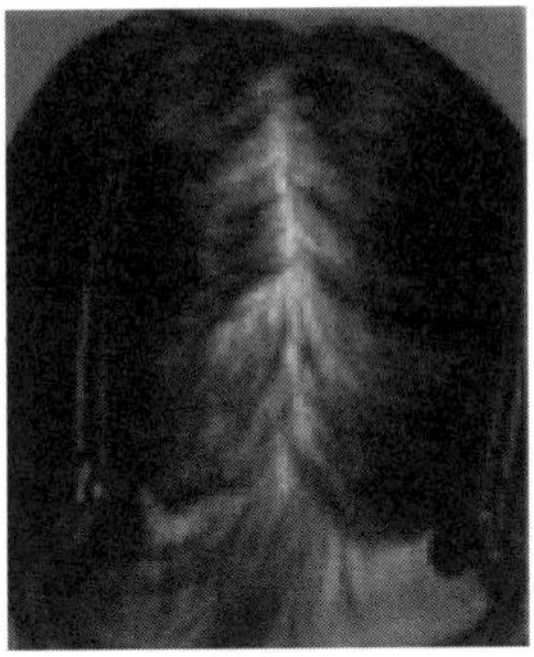
治療前

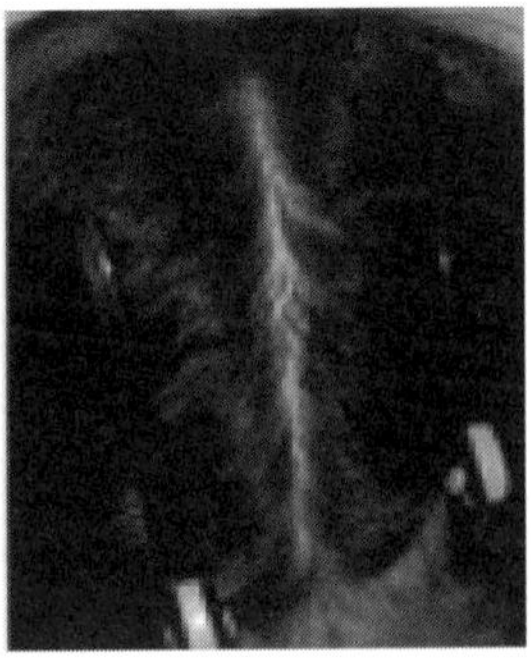
6カ月後

タキシフォリン含有のサプリメントで治療効果がアップ！

私のクリニックではタキシフォリンを含有したサプリメントを、希望する患者さんに従来のカプサイシンとイソフラボンに加えて併用してもらいました。すると、予期しなかった効果を発揮したのです。それは、私の想像をはるかに超えるもので、患者さんにも大きな喜びとなったのです。そのいくつかの症例を紹介しましょう。

2カ月でみるみる改善した！

円形脱毛症（40代・男性）

昨年末から、治療に導入したタキシフォリン含有のサプリメント（写真では新しい

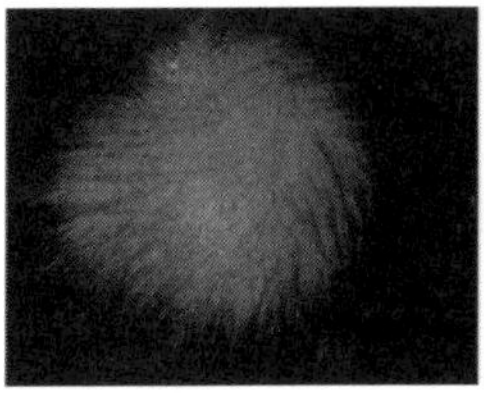
新しいサプリ追加2カ月前
（治療前）

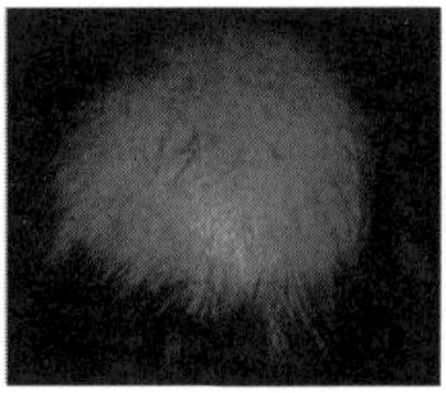
新しいサプリ追加直前
（治療2カ月後）

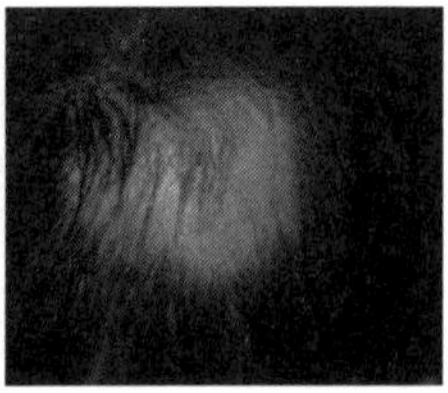
新しいサプリ追加2カ月後
（治療4カ月後）

サプリと表示）は、患者さんたちに非常に好評です。

40代の男性は、当クリニックに来院される3カ月前に円形脱毛症を発症。近所の皮膚科で、塗り薬と漢方薬の治療を受けていました。

しかし効果なく、回り道をして、当クリニックを受診されることになりました。ＩＧＦ－１を増やす治療を開始して、2カ月目から、新たなサプリメントを加えると、その2カ月後に、後頭部の大きな脱毛部分が縮小し、内部に明らかに毛が増えて改善してきました。従来のサプリメントとセファランチン（大量）に加えて、タキシフォリン含有のサプリメントの併用で、さらに円形脱毛症の治療効果が高くなっています。

産毛も増え、肌のくすみも改善

全頭脱毛（30代・女性）

ＩＧＦ－１は育毛効果のほかにも、肌のハリをよくして、しわを改善したり、また、シミを薄くするなどの美肌効果もあります。写真は、関東地方から通院されている30代女性の全頭脱毛の患者さんの頬の一部です。

脱毛症は、傷んだ毛が抜けて、新しい産毛が頭部の広い範囲で生えてきて改善していますが、写真でわかるように、治療前に比べて、治療4カ月後に、タキシフォリン含有のサプリメントにしたところ顔の肌のくすみが取れて、肌の色が白くなっていることが確認されました。

職場の先輩から、「最近、元気そうだね」と言われたそうです。おそらく、ＩＧＦ－１の作用により、肌のみならず、気分的にも、明るくなったのでしょう。ＩＧＦ－１を増やす治療では、脱毛症の改善のみならず、健康の回復と全身のアンチエイジング効果も期待できます。

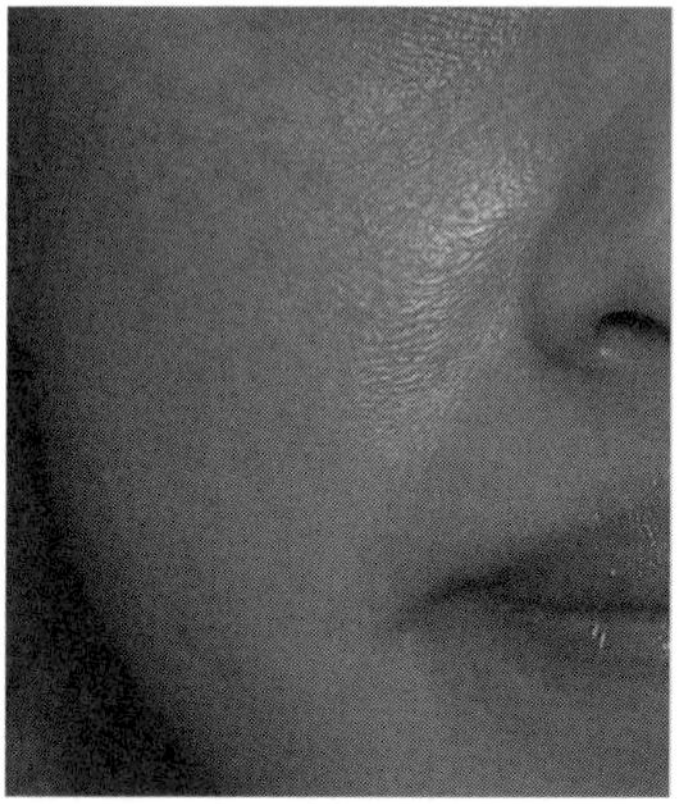

治療前

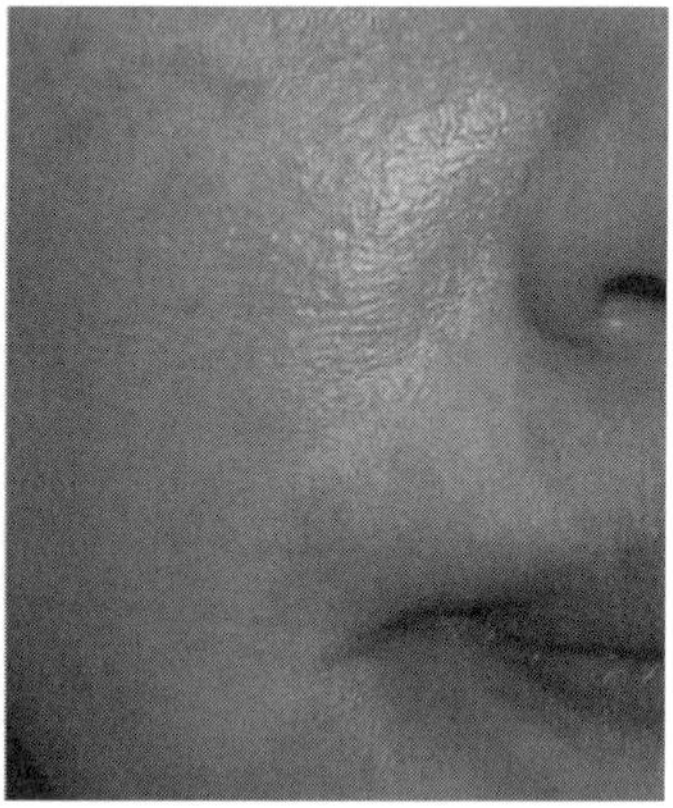

治療4カ月後

皮膚科で治療拒否も改善！

全頭脱毛（3歳・男子）

写真は、全頭脱毛から汎発性脱毛に移行した、関西地方在住の3歳男子の右眼です。1歳半で円形脱毛症を発症し、皮膚科で治療を受けるも効果が不十分で、当クリニックを受診されました。

前の皮膚科では、かぶれ治療を行った局所のみに産毛が生えてきたそうですが、それもすぐに抜けてしまい、そこの皮膚科医から、「もう治療はしない、自然に生えるのを待ってください」と言われたそうです。残念ながら、自然に生えてくることはほとんどの場合、期待できません。

当クリニックのタキシフォリン含有のサプリメントでＩＧＦ－１を増やす治療を行うと、頭部全体に白い、また黒い産毛が増えてきて、右目では、まつ毛も生えてきました（写真）。おまけに、タキシフォリンの効果で、30分ほどかかっていた寝つきが、もう、

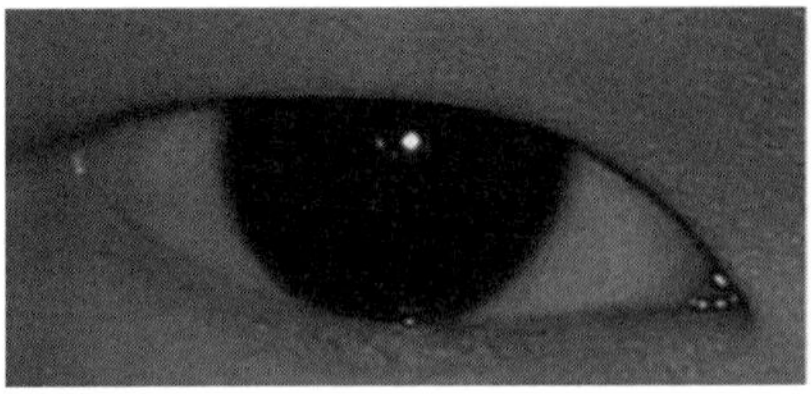

治療２カ月後

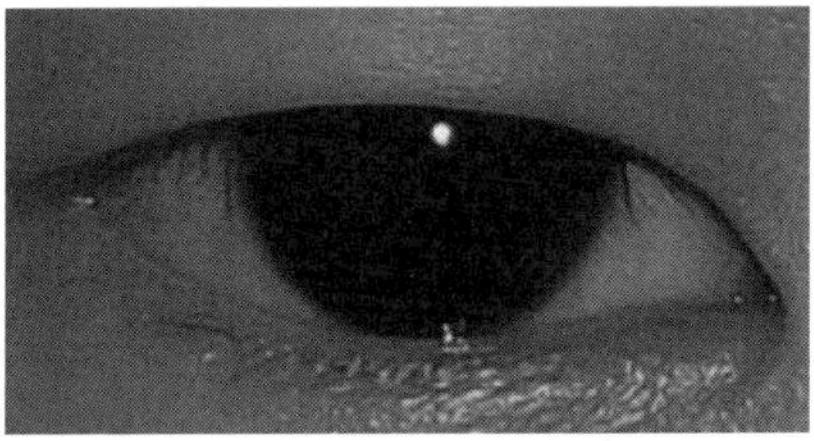

治療３カ月後

目をつぶってすぐに眠るようになったそうです。また、少なかった鼻毛も増えてきたそうです。

小さなお子さまの円形脱毛症は、このケースのように皮膚科で治療を拒まれることも多く、世界中でお困りの方たちは多いと思います。しかし、効きもしない、有害無益なステロイドの塗り薬を漫然と塗り続ける皮膚科医よりも、治療を拒む皮膚科医のほうが良心的と言えないことはありません。当クリニックでなんとか救いの手を差し出せたのは幸いでした。

タキシフォリン含有のサプリメントで円形脱毛症も体の不調も改善

円形脱毛症（60代・女性）

当クリニックに来院される3カ月前に円形脱毛症を初発。アレルギー性鼻炎と肩こりで、毎日のように、脱毛の副作用があることが知られている抗ヒスタミン剤であるクラリチンとモーラステープ（ケトプロフェンという痛み止め入り）を使用していました。これが、円形脱毛症の発症リスクを大幅に高めていたのでしょう。発症後、近くの皮膚科を受診しましたが、効果が期待できないステロイド外用剤で治療され、円形脱毛症は、ますます悪化していき、困って当クリニックに来院されました。

タキシフォリン含有のサプリメントを加えたIGF－1を増やす治療開始2カ月で効果が出始め（写真）、顔色もよくなりました。付き添いの友人の方も、「見ていて、こんなに早くよくなるなんて」と驚かれていました。

患者さん自身も抜け毛が減りホッとして、それに加えて、肩こりがなくなり、体も

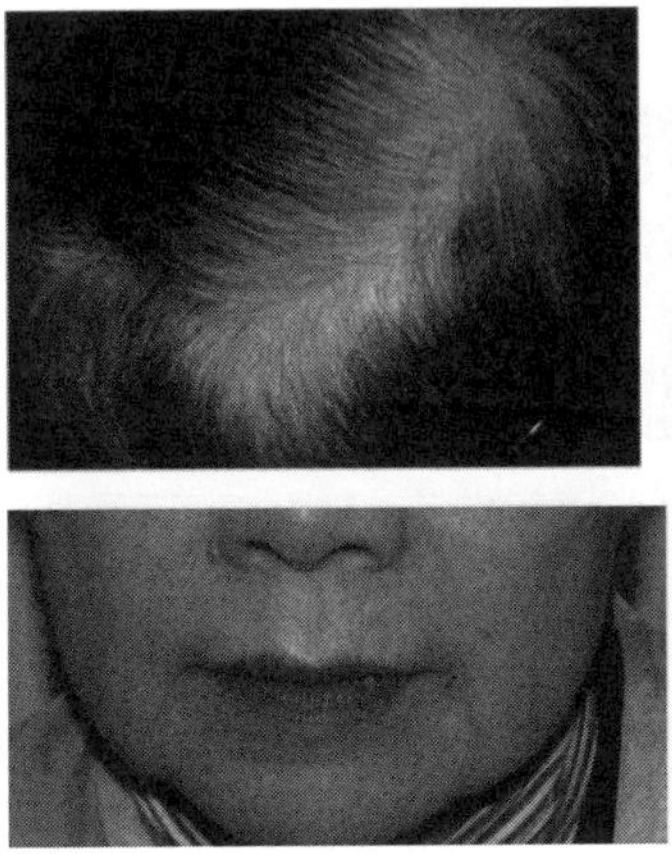

新しいサプリを併用した
治療１カ月後

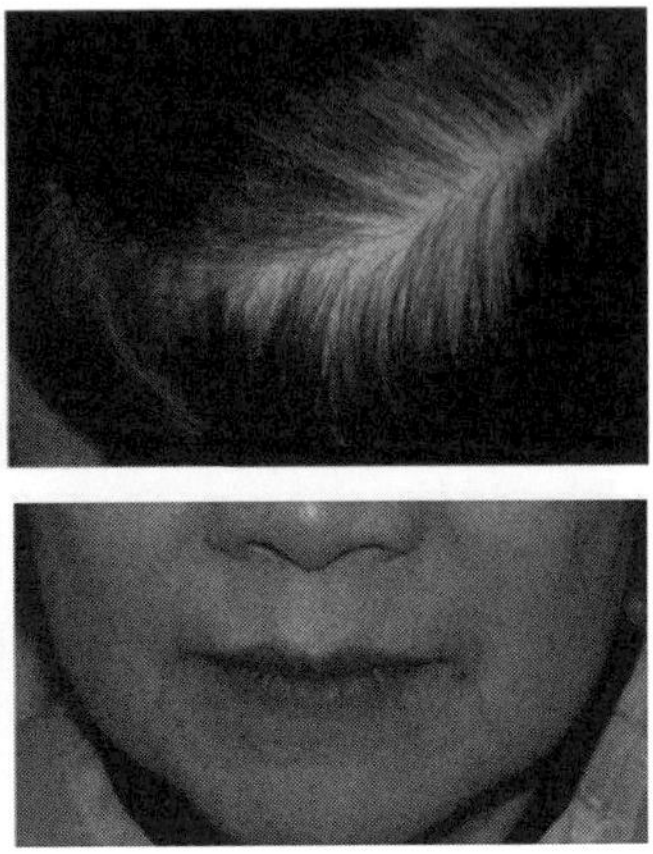

新しいサプリを併用した
治療２カ月後

温まってきたといいます。健康診断で、長く異常があった糖尿病の所見も正常になり、治療をして本当によかったと話されていました。

　認知症、糖尿病、そしてガンへのリスクを高めると考えられる解熱鎮痛剤が配合されたモーラステープやクラリチンの常用をやめたことと、ＩＧＦ－１も増え、寿命は少なくとも10年は延びたことでしょう。

一時は諦めていた入園式に間に合った！

円形脱毛症（3歳・男子）

写真は、2歳で治療を開始して、順調に経過している円形脱毛症の3歳男子の頭部です。タキシフォリン含有のサプリメントで、何の副作用もなく、さらに元気になり、円形脱毛症も著明に改善して、幼稚園の入園式に出られるそうです。

お母さまも、順調な改善にホッとしておられるようでした。小さなお子さまの円形脱毛症治療は、一般の皮膚科では断られる場合も多く、多くの方が世界中で困っておられるでしょう。是非、ＩＧＦ－１を増やす治療をお受けになることをお勧めします。

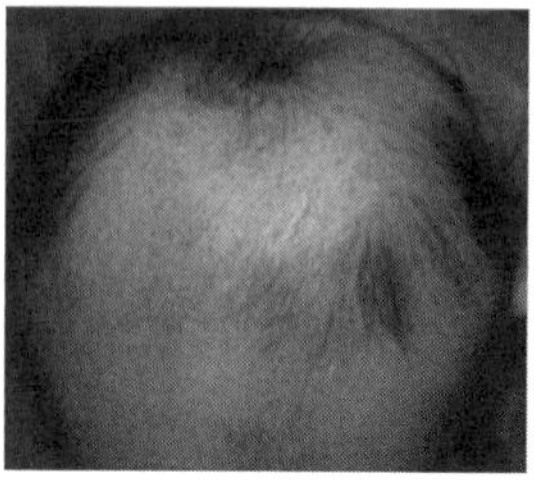

治療前

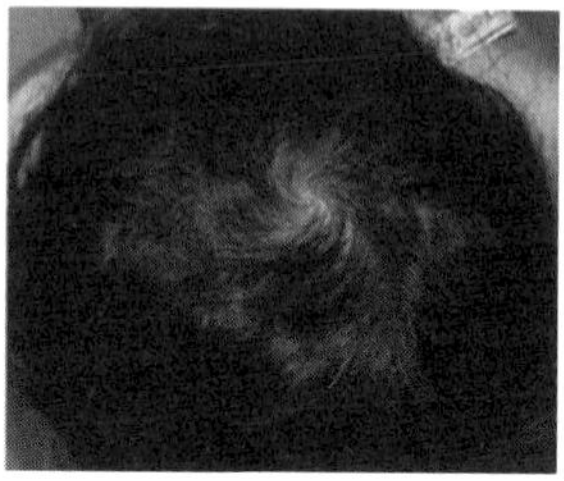

治療８カ月後

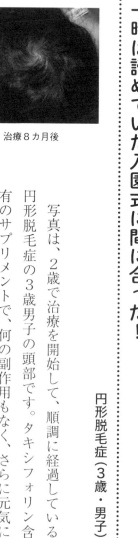

タキシフォリン含有のサプリメントは遠隔診療でも驚きの効果が!

男性型脱毛症(40代・男性)

昨年末から治療に使用を開始したタキシフォリン含有のサプリメントは、脱毛症の種類を問わず、著明な効果をもたらします。当クリニックでは、遠隔地にお住まいで治療を受けられたい方たちのために遠隔診療を行っております。できれば、初診時と2回目のみ来院して頂き、初回の診察のあと、お薬とサプリメントで治療を開始します。

2回目の来院の診察後は、ご自宅で頭部写真を撮影して送って頂き、電話でお話しを聞きながら、治療を続けていきます。九州や北海道など、遠くにお住まいか、または、それほど遠くにお住まいでなくても、ご都合で来院できない方たちでは、初めから頭部写真とお電話でのお話しを聞かせていただいて、治療を開始することもできます。

写真は、千葉県在住で、遠隔診療を続けておられる男性型脱毛症の40代男性の頭部写真です。タキシフォリン含有のサプリメントを摂取して2カ月間は、それなしでの治療の2カ月間と比べて、明らかに高い効果が出ていることがわかります。

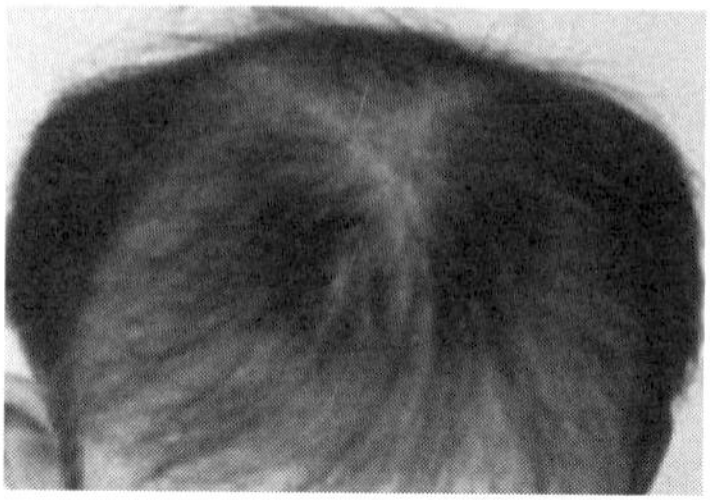
新しいサプリ
使用2カ月前

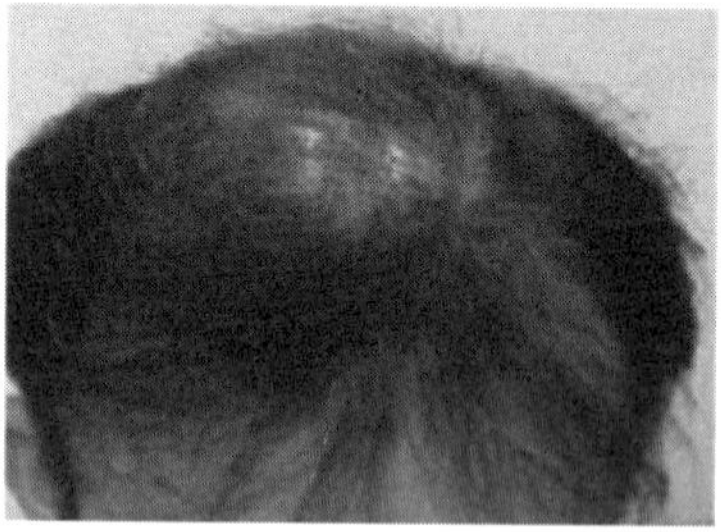
新しいサプリ
使用直前

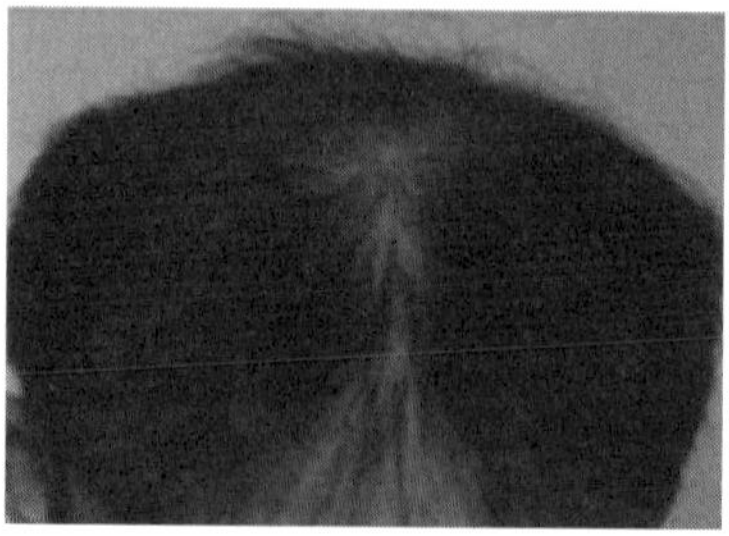
新しいサプリ
使用2カ月後

脱毛が改善しただけでなく生理痛もなくなりました

円形脱毛症（10代・女性）

「新しいサプリを飲みだして、生理痛が全くなくなりました！」——これは、２年前に円形脱毛症を発症し、当クリニックでＩＧＦ－１を増やす治療を行い、ほぼ完治しかかっている10代の女性患者さんの声です。

お父さまも全頭脱毛を発症し、ＩＧＦ－１を増やす治療で完治しています。円形脱毛症の患者さんの半数には、このような遺伝歴があります。この患者さんは当クリニックの治療で重症の円形脱毛症が改善しましたが、少し油断してカプサイシンの服用量が減り、左のこめかみの部分に円形脱毛症が再発しました。

カプサイシンを規定量服用してもらい、セファランチンの服用量を増やして、また改善していきました。そして、２カ月前からタキシフォリン含有のサプリメントを追加したところ、再発した部分は著明に改善しました（写真）。そして、何より患者さん

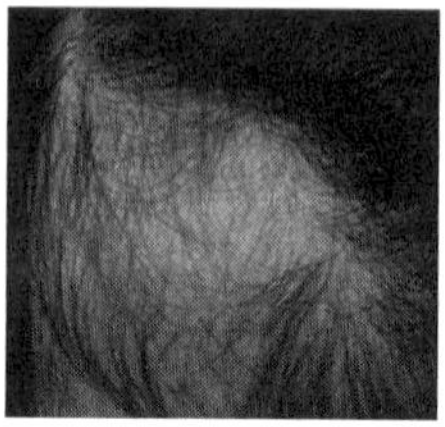

新しいサプリ
追加２カ月前

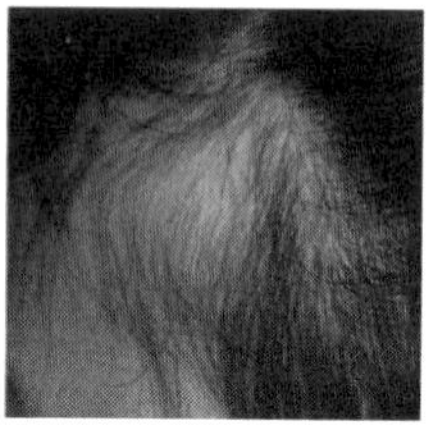

新しいサプリ
追加直前

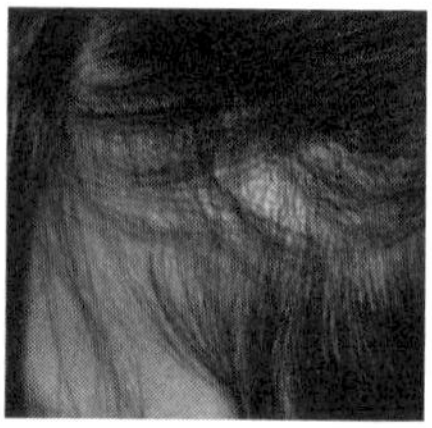

新しいサプリ
追加２カ月後

が驚かれたのは、これまで生理痛がひどく、横にならなければならないくらいだったのですが、タキシフォリン含有のサプリメントを服用して、生理痛が全くなくなったことでした。

お母さまとともに驚かれて、そして喜ばれていました。ＩＧＦ－１には性腺刺激ホルモンの分泌を促し、女性ホルモンの働きを正常化する作用があります。これまで、ＩＧＦ－１を増やす治療で脱毛症の改善とともに、思春期がきても無月経だった患者さんに生理が始まったこともあり、また、妊娠しにくかった患者さんが妊娠したこともあります。従来の治療に加えて、タキシフォリン含有のサプリメントの追加効果には驚くべきものがあるのです。

1カ月で毛が太くなり、コシが出てきた！

男性型脱毛症（30代・男性）

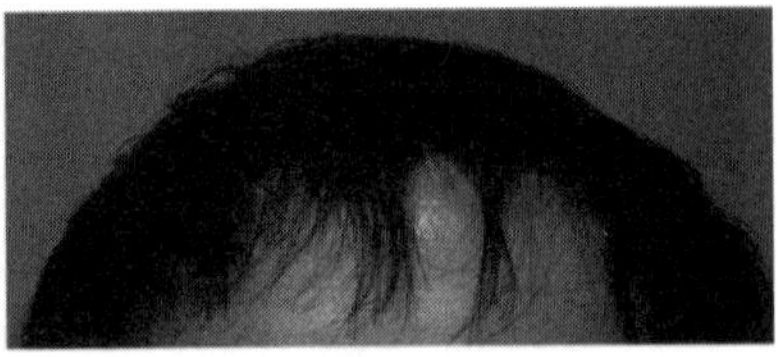

摂取前

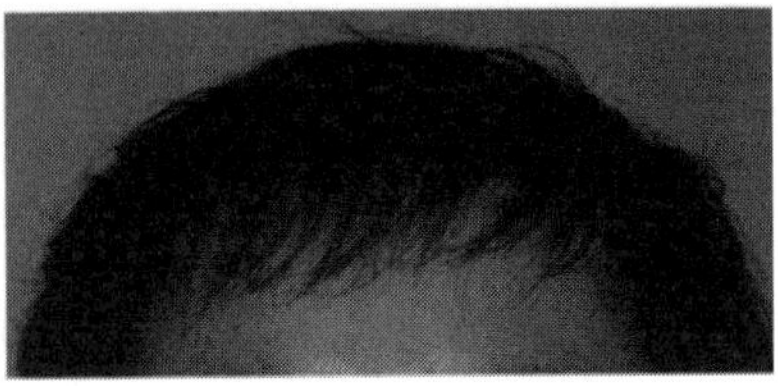

摂取1カ月後

昨年末より、脱毛症治療に導入したタキシフォリン含有のサプリメントは、患者さんにとてもよい評価を頂いております。

男性型脱毛症を治療されている30代の男性は、従来のＩＧＦ－1を増やす治療に加えて、タキシフォリン含有のサプリメントを摂取して、1カ月で、一番気になっていた前髪が太くなり、髪の毛のコシがよくなったと驚いていました。

確かに、写真にあるように、摂取1カ月で前髪のまばらな感じが改善され、毛が増えたように見えます。また、髪の毛のボリューム感も増しています。他の患者さんでも、同じように1カ月の摂取で毛が太くなり、また色が黒くなり、コシが出てきています。摂取前とは、明らかに頭髪の外見がよくなっています。

タキシフォリン含有のサプリメントで髪の毛が黒くつややかに!

全頭脱毛(10代・女性)

昨年末より、治療に導入したタキシフォリン含有のサプリメントは、すべての脱毛症での育毛効果があるばかりか、髪の毛の質を明らかに改善します。

次ページの写真は、全頭脱毛の、10代女性の頭部です。

IGF-1を増やす治療で、毛根が傷んだ毛が抜けて、新しい毛に生え変わりました。初めは白い産毛が生えてきましたが、徐々に黒くなっていきました(写真)。とこ

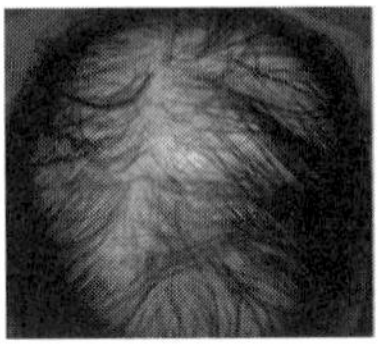
治療前

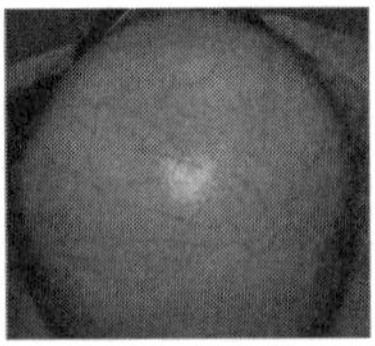
治療２カ月後

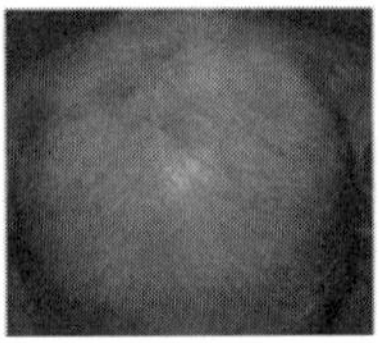
治療４カ月後

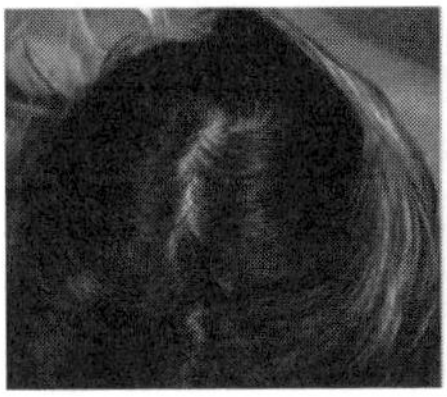
治療１年２カ月後

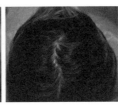

治療１年３カ月後
（新しいサプリ開始前）

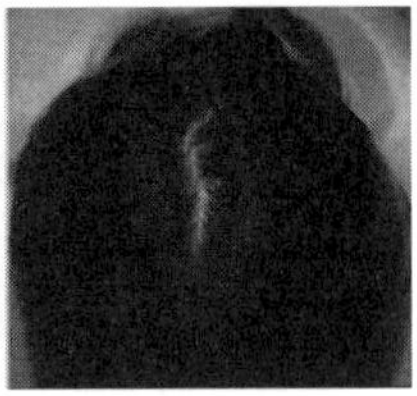
治療１年４カ月後
（新しいサプリ開始１カ月後）

ろが、タキシフォリン含有のサプリメントを加えると、さらに白い毛が黒くなり、また髪の毛の色がさらに黒くなり、つやが出てきました（写真）。

カプサイシンとイソフラボンに加え、このタキシフォリン含有のサプリメントも、ＩＧＦ－１を増やすと考えられ、これまで以上の育毛効果と髪の毛の質の改善効果が認められます。明らかな脱毛症がなく、しかし、髪の毛をきれいにしたい方にも、十分期待に応えられそうなサプリメントです。ＩＧＦ－１のその他の健康効果も表れてきます。

2カ月で3歳児に産毛が生えてきた！

汎発性脱毛（3歳・男子）

汎発性脱毛の3歳男子は、1歳半のとき円形脱毛症を発症しました。お住まいの関西地方の総合病院の皮膚科で、2年近くいろいろな治療を受けましたが、悪化の一途をたどり、頭髪と眉毛、まつ毛、そして体毛のほとんどを失う汎発性脱毛に近い状態にまで進展しました。

担当の皮膚科の医者から、皮膚科の治療では、もう無理と告げられました。もちろん、あきらめられるはずもなく、新たな効果的な治療を求めて当クリニックに来院されました。

2歳（治療開始時）では、カプサイシンやイソフラボンを含むカプセルは飲めないので、新しく治療に導入したタキシフォリン含有のサプリメントと大量のセファランチンの粉薬で治療を開始しました。その結果、治療開始2カ月後で、白い産毛や黒い産

治療２カ月後

毛も生えてきました（写真）。これまでは、カプセルのサプリメントは、小さなお子さまは服用できないので、セファランチンのみで治療をしていました。しかし、この新しいサプリメントを加えることで効果は非常に高まりました。

　他の小さなお子さまでも、この治療で著しい改善が見られています。しかも、このサプリメントで髪の毛が増える以外に、寝つきがよくなり、顔色がよくなるなどのＩＧＦ－１によると思われる健康効果が現れています。小さなお子様の重症円形脱毛症は、親御さんにとっても大きな悩みです。安全で、効果的な治療を１日も早く開始されることをお勧めします。

髪だけでなく肌がきれいに！

女性型脱毛症（50代・女性）

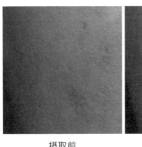

摂取前

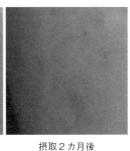

摂取２カ月後

当クリニックで新たに治療に導入したタキシフォリン含有のサプリメントは、女性の脱毛症と肌の老化を改善します。これまで、長い時間がかかって改善した女性型脱毛症が、服用して1～2カ月で改善！　そして、ほとんどの女性が、シミが薄くなってきたと言います。

ＩＧＦ－１は髪の毛を増やしてきれいにするほか、肌の老化も改善します。メラニンが沈着した肌の細胞の代謝回転をよくして、シミを薄くします。写真は、50代の女性脱毛症の患者さんの右頬のシミですが、タキシフォリン含有のサプリメントを追加して2カ月で、薄くなっています（写真）。もちろん、髪の毛も太くなり、つやとコシもよくなりました。治療薬がない女性型脱毛症にはタキシフォリンは福音です。

タキシフォリン含有のサプリメントで急速改善！

男性型脱毛症（40代・男性）

当クリニックでは、IGF－1を増やすカプサイシンとイソフラボン、そして薬剤に加えて、昨年末より新たにタキシフォリン含有のサプリメントを治療に導入しました。これにより、脱毛症の種類を問わず、明らかに高い効果が認められています。

写真は、長い期間、男性型脱毛症の治療を受けられて、徐々に改善してきている40代男性の頭部です。

タキシフォリン含有のサプリメントを加える前の2カ月間と、加えてからの2カ月

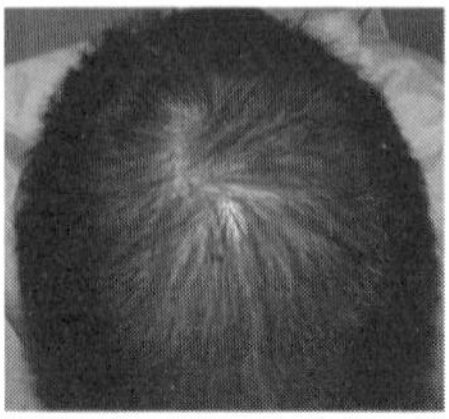

新しいサプリ
摂取２カ月前

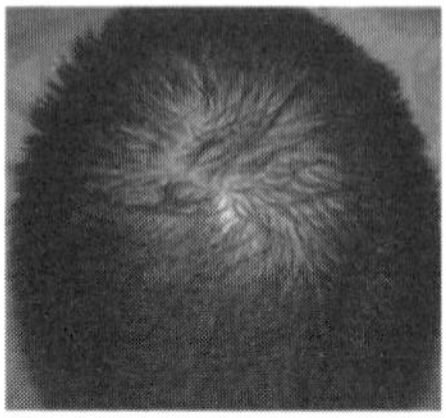

新しいサプリ
摂取直前

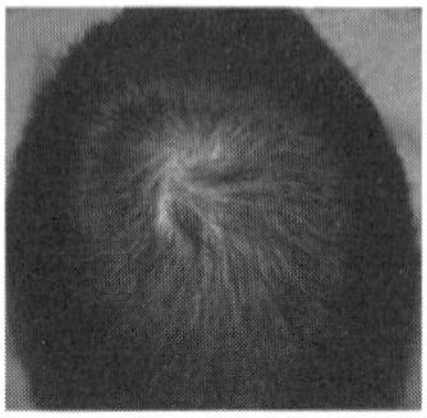

新しいサプリ
摂取２カ月後

間では、明らかな効果の差が見られます（写真）。

タキシフォリン含有のサプリメントを加えてから、半年ぶりに会った友人の一人から、「前と印象が大分変わったな」と驚かれたそうです。写真でも、タキシフォリン含有のサプリメント追加で急速な改善が見られています。

育毛効果に加えて、睡眠が深くなった、体が温まってきた、疲れが軽くなった、寝覚めがすっきりしたなどの健康効果も認められています。

まず頭頂部から改善し髪の毛が太くなった

女性型脱毛症(50代・女性)

当クリニックでは、カプサイシンとイソフラボンのサプリメントに、新たにタキシフォリン含有のサプリメントを加えることで、明らかな育毛効果と髪質の改善を認めています。これらの効果には、服用された患者さんたち自身が驚かれています。

特に治療効果が現れるのに時間を要した女性型脱毛症の患者さんでは、服用後短期間で髪の毛が太く、黒く、コシが出て、そしてつやが出てきます。写真は、抜け毛が増え、髪の毛が細くなってきたことを悩まれ、当クリニックの治療を始められた女性患者さんの頭部です。タキシフォリン含有のサプリメントを加えて、頭頂部の地肌が隠れてきて、髪の毛の色つやもよくなり、そして、右目の下のシミが薄くなってきました(写真)。

ＩＧＦ－１は、育毛効果以外に美肌効果も持っているので、このような効果が見られます。もちろん、眠りも深くなり、これまでよりも、ストレスを感じなくなったと言われていました。

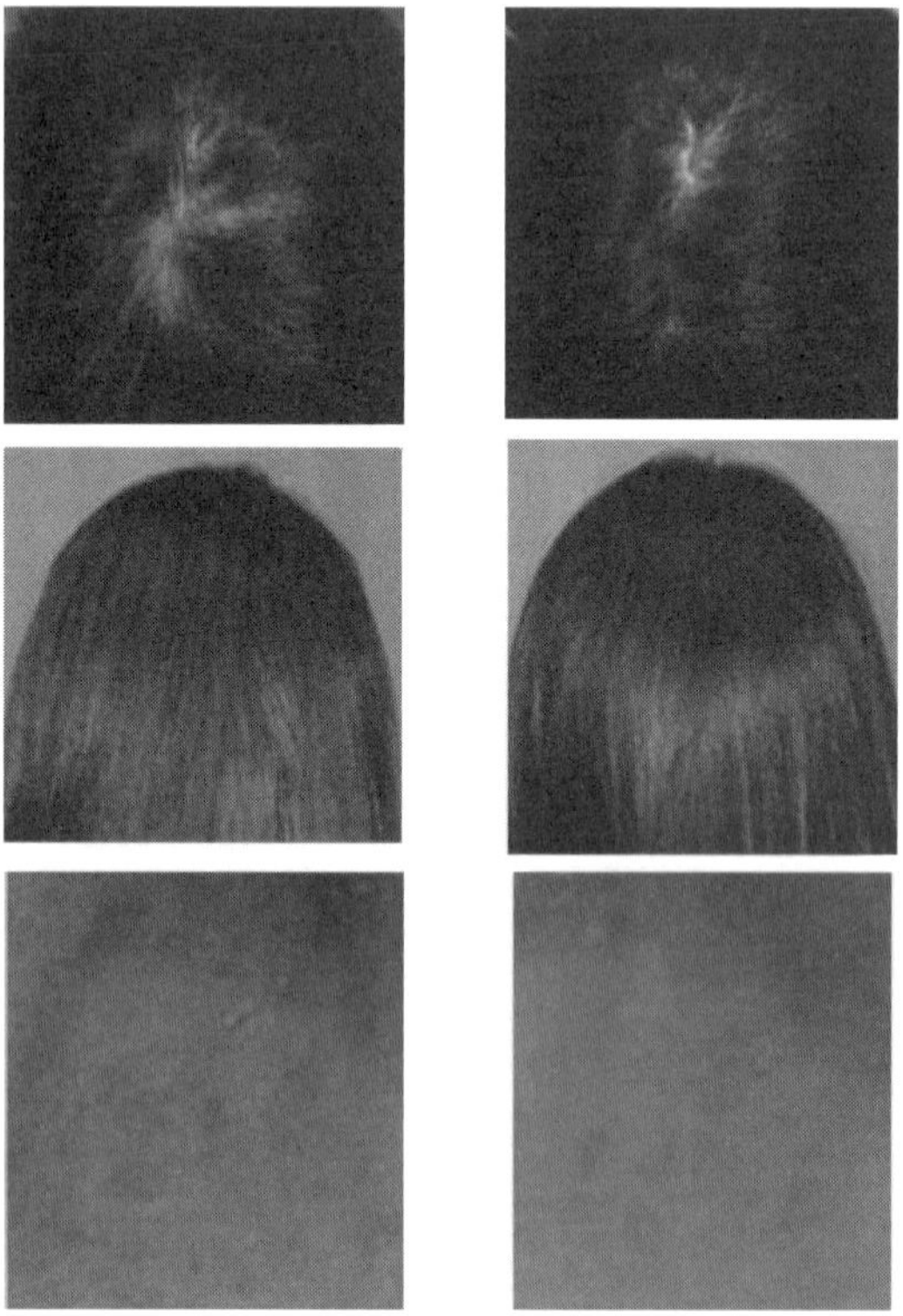

新しいサプリ
服用前

服用２カ月後

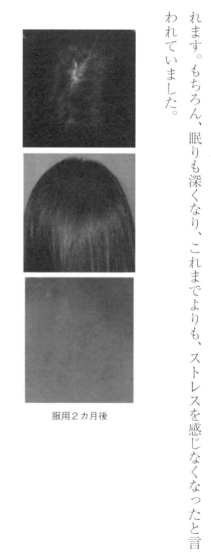

育毛効果と健康効果も

男性型脱毛症（40代・男性）

「もう、前髪が太くなってきました！」――

これは、男性型脱毛症を治療中の40代男性患者さんの声です。タキシフォリン含有のサプリメントを飲んで1カ月しかたっていないのにです。当クリニックでは、昨年よりタキシフォリン含有のサプリメントを治療に加えました。その結果、明らかに髪の毛が増え、また、太く、きれいになった患者さんがほとんどです。しかも、その効果は1カ月目で確認されます。

育毛効果のほかに、よく眠れるようになった、朝の寝覚めがすっきりする、体が温まってきた、そして疲れが少なくなったなどの効果も見られています。

この患者さんにも、タキシフォリン含有のサプリメントを追加して、1カ月目でその効果を尋ねました。

新しいサプリ
服用前

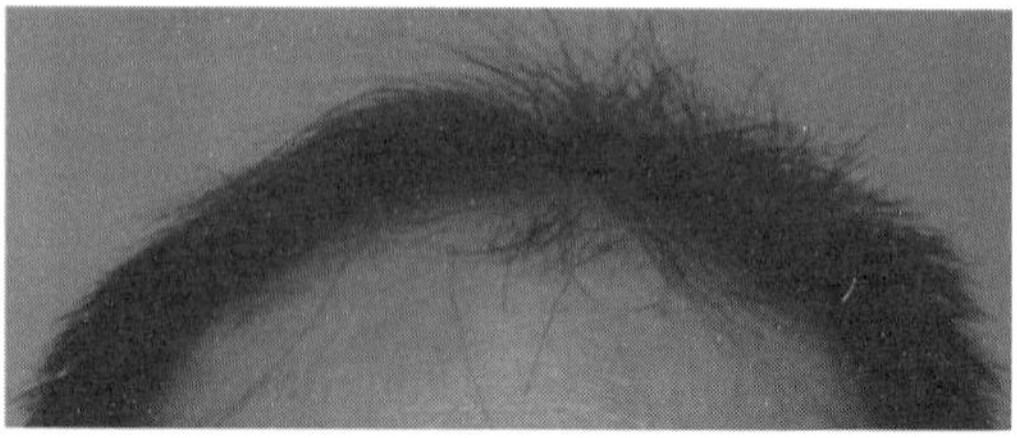

新しいサプリ
服用１カ月後

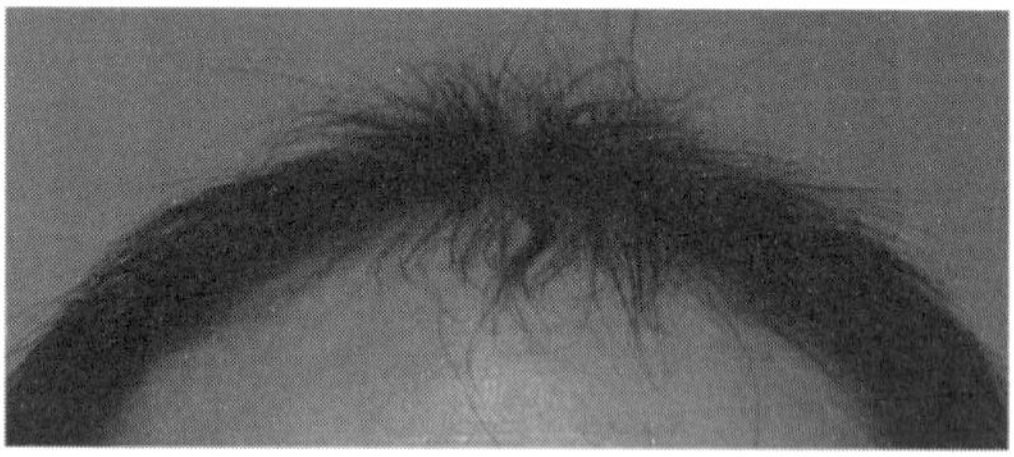

鏡で顔を見たときに、前髪が太くなったのが確認できたので（写真）、効果がすぐにわかったと言われました。ほかにも、このサプリメントの服用で、うつ症状や不安症状の改善、また不眠で不登校になった女のお子さんの睡眠の改善などが見られています。

抜毛症まで改善した！

円形脱毛症・抜毛症（20代・女性）

カプサイシンとイソフラボンに加えて、タキシフォリン含有のサプリメントも育毛物質ＩＧＦ－１を増やすと考えられます。ＩＧＦ－１は育毛効果以外にも、鎮静効果、自律神経安定効果、抗疲労効果、および抗うつ効果などをもっています。そのため、タキシフォリン含有のサプリメントを加えると、脱毛症以外に、睡眠、うつ症状、疲労感、および情緒不安定などが改善されています。

抜毛症という病気は子どもに多いのですが、なにか不安があると、髪の毛を抜いてしまう病気です。現在、効果的な治療法はありません。以前、抜毛症のお子さまがおられ、カプサイシンとイソフラボンのみで毛が抜けた部分に新たな毛が生えるとともに、抜毛癖も改善した例がありました。

今回、20代女性の円形脱毛症と抜毛症の患者さんでも、タキシフォリン含有のサプ

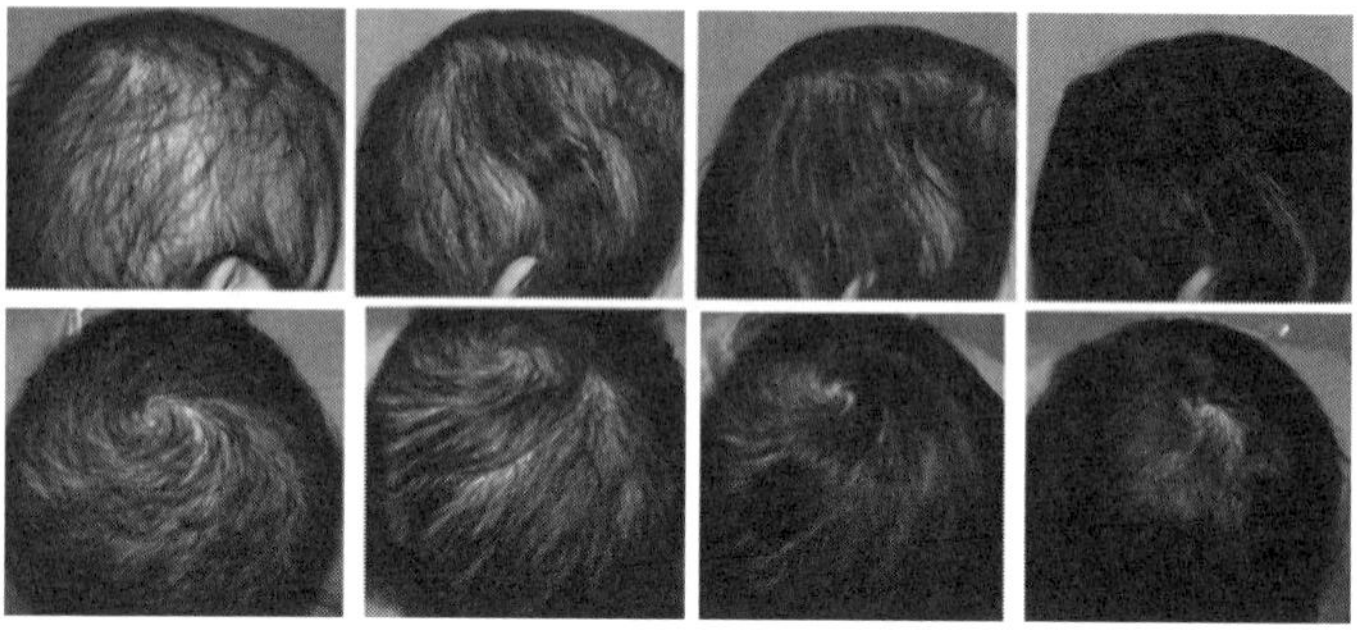

治療前　治療１年後　治療１年５カ月後（摂取直前）　治療１年６カ月後（摂取１カ月後）

リメントを加えることで、抜毛癖まで治まってしまうことが確認できました。この患者さんは、当クリニックに来院する3年前に円形脱毛症を発症。皮膚科治療が無効で、当クリニックへ来院された経緯がありました。

ＩＧＦ－１を増やす治療で、髪の毛は生えてきたのですが、生えるそばから、不安なことがあると毛を抜いてしまう状態が続いていました（写真、治療前から治療1年5カ月後まで）。ところが、タキシフォリン含有のサプリメントを1カ月併用したとたん、抜毛癖が収まり、脱毛症が改善しました（治療1年6カ月後）。

患者さん自身も驚いていました。ＩＧＦ－１増加による情緒の安定効果と思われます。タキシフォリン含有のサプリメントの効果は、サプリメントの域を超えています。自然の素材なので、うつ病などの治療にも副作用なしで使えそうです。

不治の蛇行性脱毛が完治した

蛇行性脱毛（10代・女性）

汎発性脱毛と並んで、円形脱毛症の中では不治と言われる蛇行性脱毛が、治療1年ほどで完治しました（写真）。他の部分にもまだ小さな脱毛した部分はありますが、タキシフォリン含有のサプリメントの追加で、ほぼ完全に治癒しつつあります。

この患者さんは10代女性で、皮膚科で円形脱毛症を治療されながら（もちろん効果があるはずもありません）、さらに脱毛させる抗ヒスタミン剤であるザイザルを投与

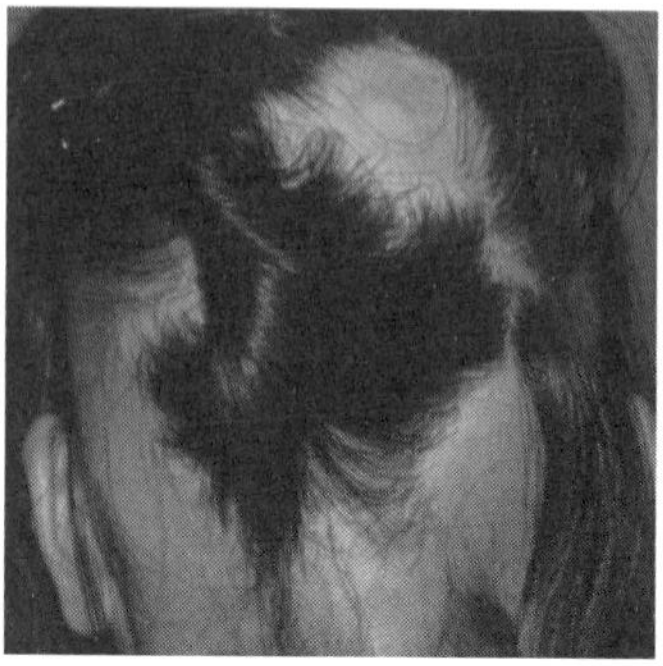
治療前

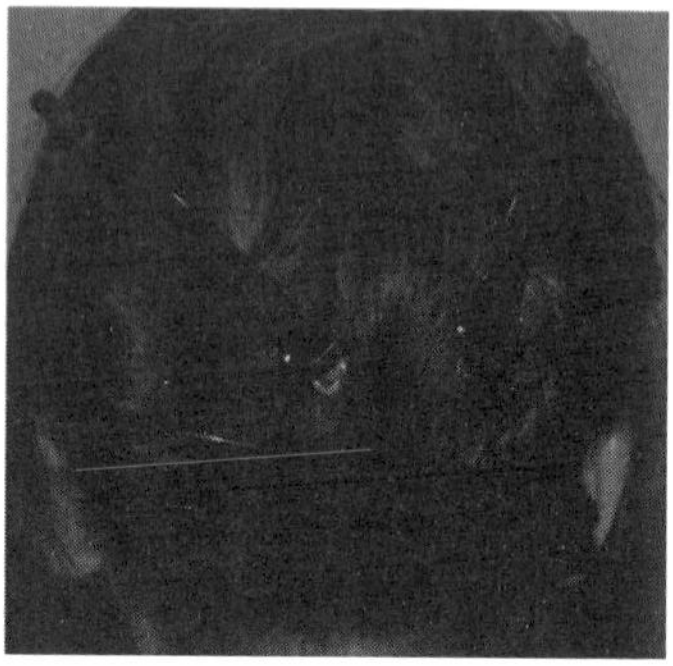
治療１年２カ月後

されていたのです。円形脱毛症はどんどん増悪して困り果てて、当クリニックへ来院されました。治療後、順調に改善していき、新たな治療を加えて、全体の完治はもうすぐです。

蛇行性脱毛は皮膚科の医者から治療を拒否されること（これは、心ある皮膚科医です）もあります。もし、蛇行性脱毛で悩んでおられる方が、ステロイドの塗り薬だけで治療されていれば、それは、「百害あって一利なし」なので、中止した方がよいでしょう。

効果の実感は1カ月で

男性型脱毛症（50代・男性）

「肌つやがよくなりましたねと言われました」——これは、男性型脱毛症で治療中の50代男性の声です。当クリニックのＩＧＦ－１を増やす治療で、明らかに改善してい た患者さんですが、新たに治療にタキシフォリン含有のサプリメントを加えて、1カ月で、知り合いの方から「肌つやがよくなりましたね」と言われたそうです。確かに、タキシフォリン含有のサプリメントを服用して1カ月で髪の毛も太くなり、これまでパサついていた髪の毛も黒くなり、さらにつやがでてきました（写真）。

顔色も以前よりも明らかによくなっており（写真）、久しぶりに会った方は、その変化に気がつくでしょう。タキシフォリン含有のサプリメントは体中でＩＧＦ－１を増やすと考えられ、頭皮も含めて全身の血行をよくして、体全体を健康にします。女性の患者様は、多くの方たちで、体が温まってきたと言われます。

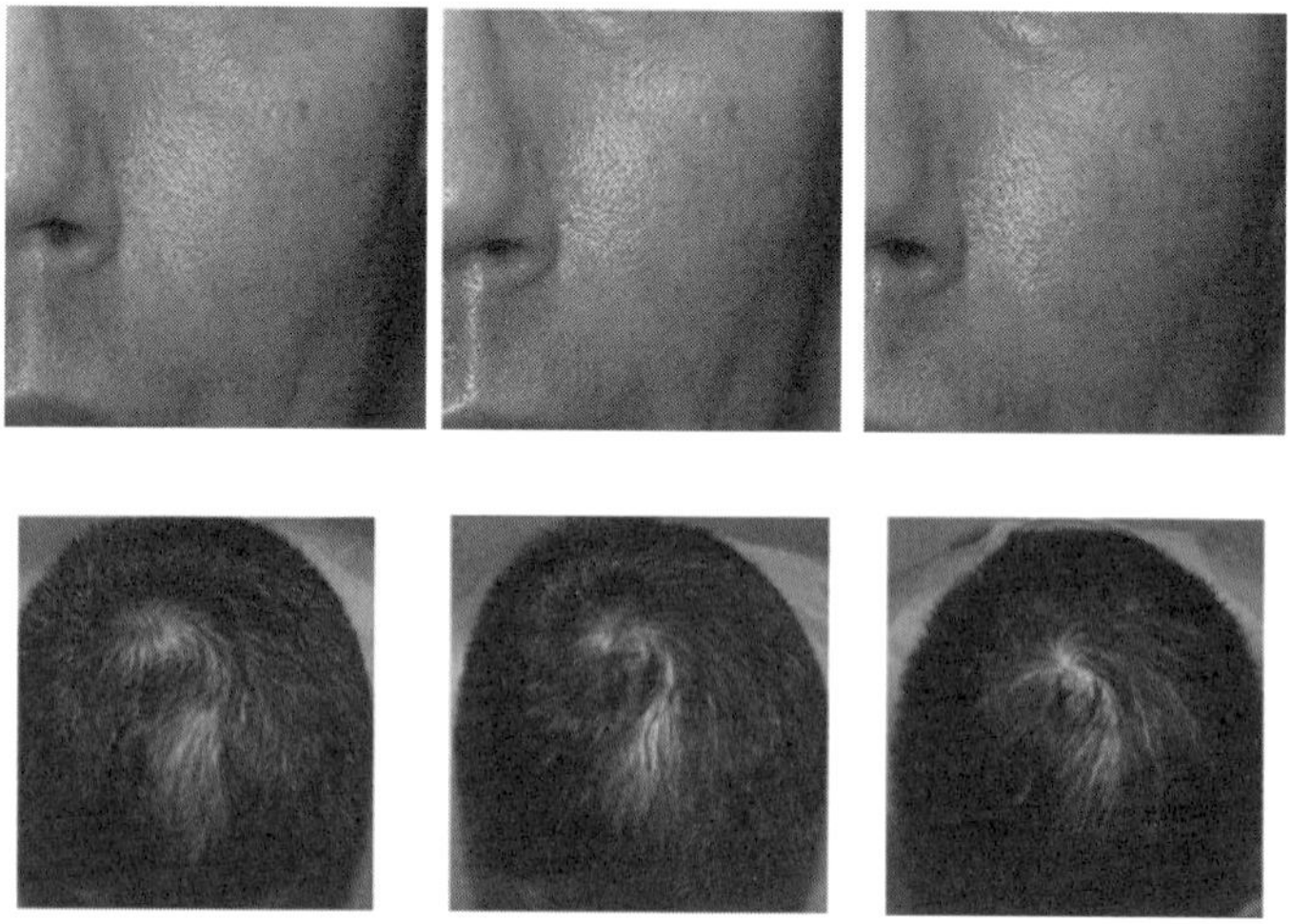

摂取１カ月前　摂取直前　摂取１カ月後

AGAだけではなく不眠やうつも改善

男性型脱毛症（40代・男性）

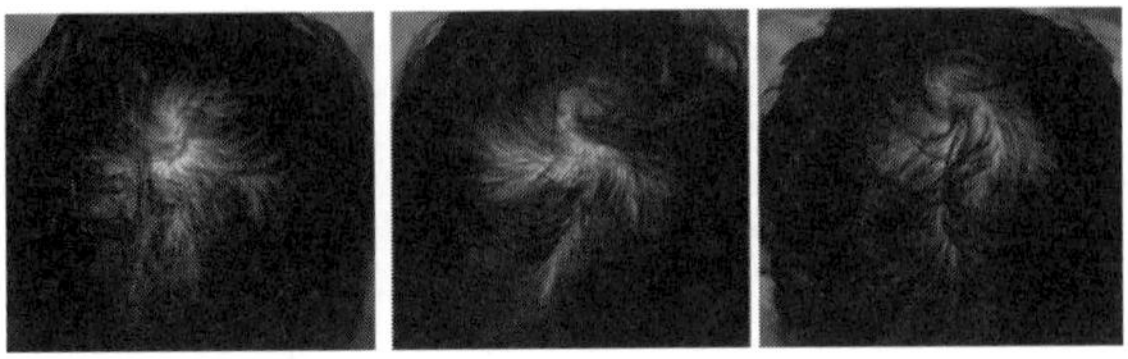

摂取1カ月前　摂取直前　摂取1カ月後

当クリニックでは昨年末よりカプサイシン、イソフラボンを含むサプリメントに加えて、新たにタキシフォリン含有のサプリメントを治療に導入しました。

写真は、40代男性のAGA（男性型脱毛症）の患者さんの頭部です。この患者さんは脱毛症以外に、うつ病の治療も受けられていました。タキシフォリン含有のサプリメントを服用されて、1カ月で顔色もよくなり、寝つきや中途覚醒も改善しました。そして、これまでなかなか太くならなかった頭頂部の毛も、明らかに太くなり、髪の毛の色も黒く、そしてつやも出てきました（写真）。

IGF－1の育毛効果、鎮静効果、抗うつ効果が一気に出てきたようです。このタキシフォリン含有のサプリメントは、すべてのタイプの脱毛症に効果があり、顔色、睡眠、そして疲労感を改善します。

タキシフォリン含有のサプリメントでつむじのまわりの地肌が見えなくなった！

女性型脱毛症（60代・女性）

多くの女性が、加齢により髪の毛が細くなったり、抜け毛が増え、地肌が露出してくる女性型脱毛症で悩まれています。男性型脱毛症と違い、有効な治療法がないので、多くの女性は効果のない、ビタミン剤入りのサプリメントや新聞広告にある市販の育毛剤を使っている方も多いと思います。そして、効果がないことに、ため息をつかれていることでしょう。

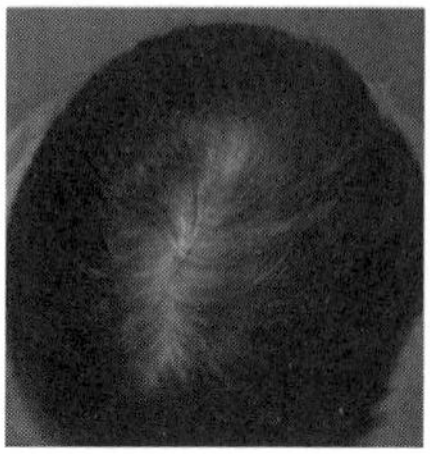
摂取１カ月前

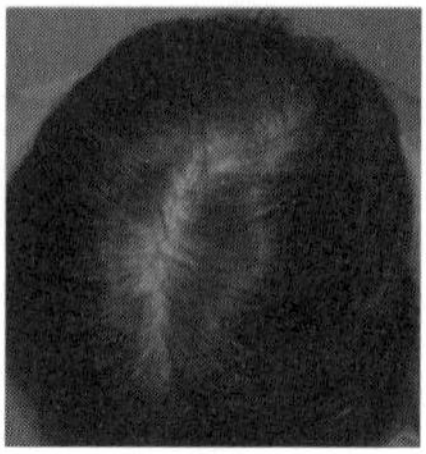
摂取直前

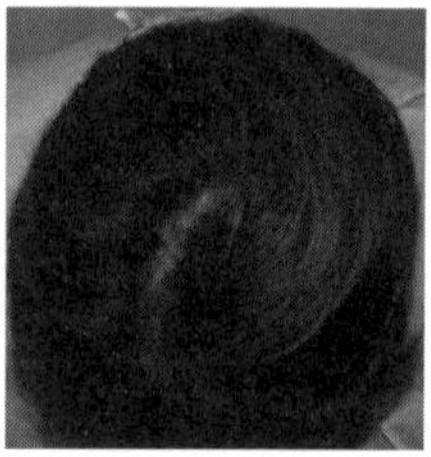
摂取１カ月後

当クリニックでは、カプサイシンとイソフラボンのサプリメントに、新たにタキシフォリン含有のサプリメントを加える治療を開始し、円形脱毛症、男性型脱毛症にも明らかな効果を認めています。そして、改善に時間がかかっていた、女性型脱毛症にも、短期間で効果が確認できるようになりました。この女性の患者さんは、鏡を見て、いままで露出していたつむじ周辺の地肌が、タキシフォリン含有のサプリメントを加えて1カ月で見えなくなったことに気づき、驚かれたのです。

髪の毛の染め上がりの色も黒くなり、コシやつやも改善しています。同時に、他の方たちが体験されるのと同じように、夜中に何度も目が覚めることがなくなり、やはり驚かれていました。IGF-1の育毛作用と鎮静作用が、タキシフォリン含有のサプリメントを加えて、わずか1カ月で認められました。確かに、これらのサプリメントの組み合わせは、女性の髪の悩みを解決するベストの治療法です。

10年近く悩まされてきた脱毛が治っている!

汎発性脱毛(40代・女性)

この患者さんは当クリニックに来院される9年前に円形脱毛症を発症されました。そして、いくつもの皮膚科で治療を受けられましたが、全く効果がなく、あのテレビCMで有名な育毛サロンで施術されました。もちろん、効果などあろうはずはありません。

その間にも円形脱毛症は進行して、全身の毛が抜ける、汎発性脱毛にまで至ってしまいました。当クリニックへ来院され、治療を続けていくうちに、頭髪、眉毛、そして

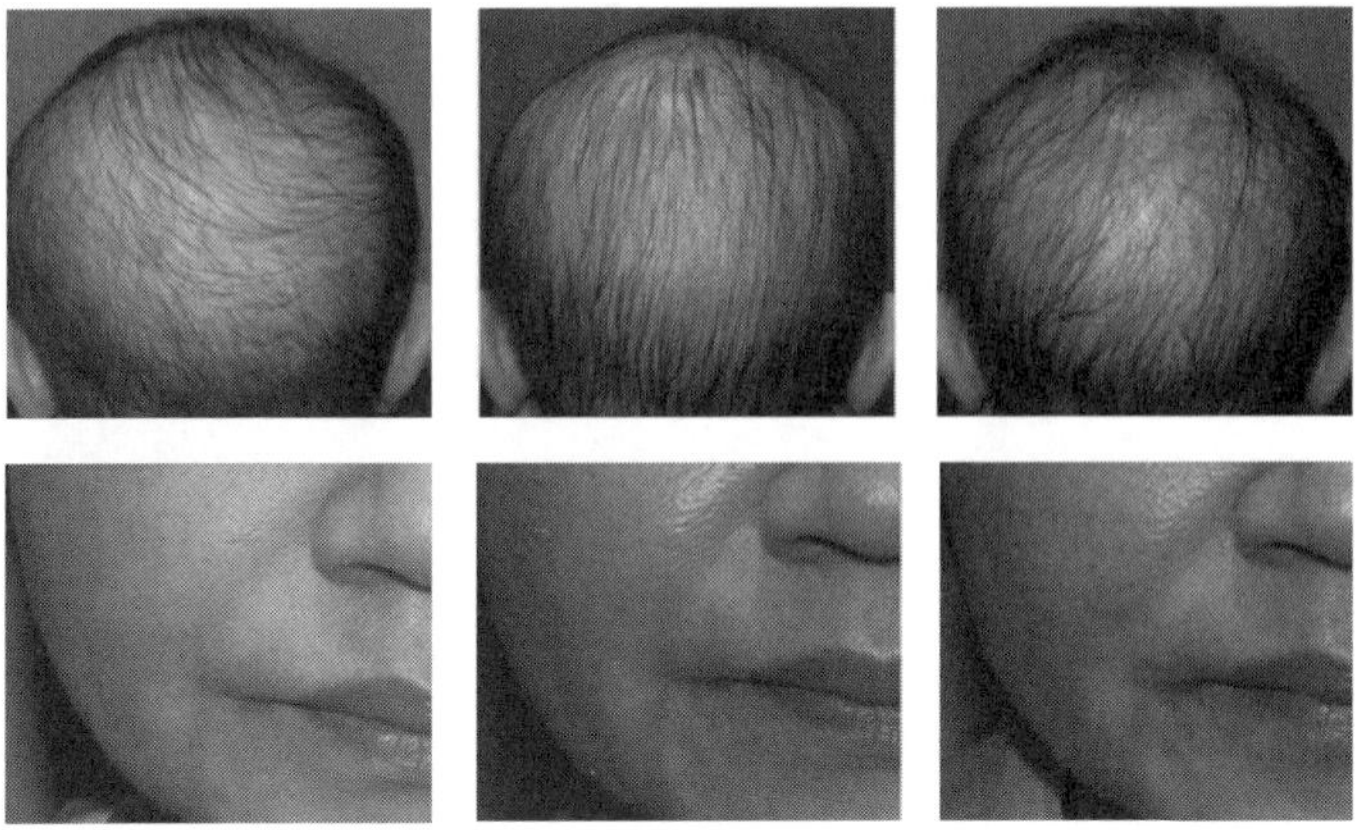

摂取３カ月前　　摂取直前　　摂取３カ月後

まつ毛も生えてきました。そして、さらに効果を高めるために、昨年末より治療に使用し始めたタキシフォリン含有のサプリメントを飲んでもらいました。その結果、服用３カ月後に頭髪も増えてきましたが（写真）、何よりご自身が驚かれたのは、疲れを感じなくなったことと、睡眠が深くなったことでした。

　サプリメント服用前に比べて、顔色も明らかによくなっています。「何か疲れを感じると思うときは決まってサプリを飲み忘れたときです」と言われていました。ＩＧＦ－１が体内で増えることは、育毛以外にもこのような健康効果を発現させます。

治療薬のない女性型脱毛症にも劇的な効果が

女性型脱毛症（50代・女性）

中年以降の女性の方たちでは髪の毛が細くなり、また、コシがなくなったり、さらに、抜け毛が増えて頭頂部の地肌が目立ってくることが多くなります。これは、女性ホルモンの減少、そしてそれに引き続く男性ホルモンの作用の増加によって引き起こされる女性型脱毛症によるものです。

女性型脱毛症では、男性型脱毛症の場合のような治療薬剤がないので、一般の医療機関（皮膚科）や育毛専門のクリニックでも有効な治療ができません。当クリニックでも、女性型脱毛症の改善には男性型脱毛症の場合よりも、長い時間がかかっていました。

しかし、タキシフォリン含有のサプリメントを加えることで、短い期間で女性型脱毛症も改善するようになりました。

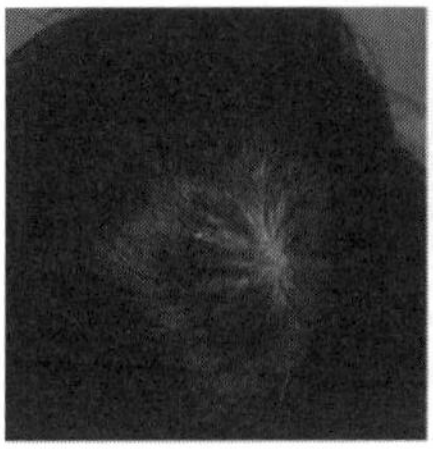

治療前
（新しいサプリ
摂取１カ月前）

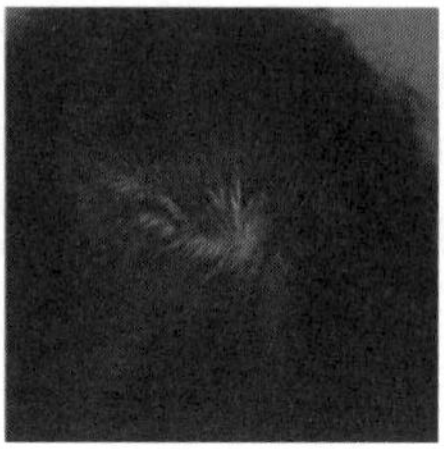

治療１カ月後
（新しいサプリ
摂取直前）

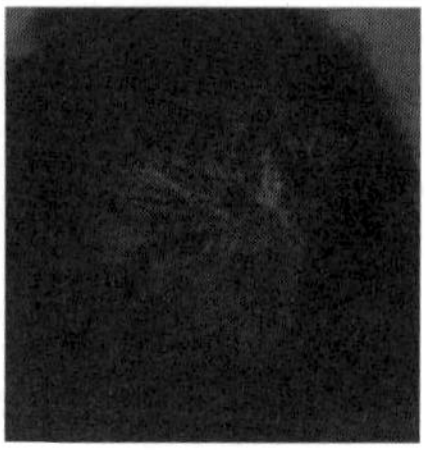

治療２カ月後
（新しいサプリ
摂取１カ月後）

写真は、抜け毛と髪の毛が細くなったことで悩まれて来院された50代女性患者さんの頭部です。

育毛物質ＩＧＦ－１を増やす従来の治療で、治療1カ月後には、少し髪の毛が太くなっていますが、タキシフォリン含有のサプリメントを加えて1カ月で、明らかに髪の毛が太くなり、地肌が隠れてきていることがわかります。ＩＧＦ－１は、美肌効果もあるので、肌のたるみもとれてきています。

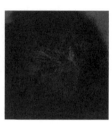

育毛だけではないさまざまな健康効果を実感

円形脱毛症（10代・女性）

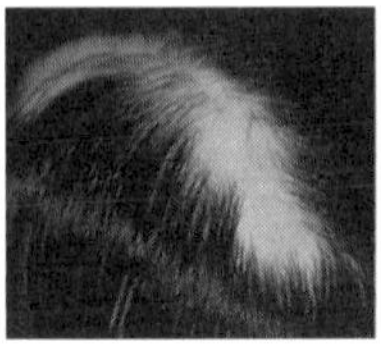

新しいサプリ摂取1カ月前

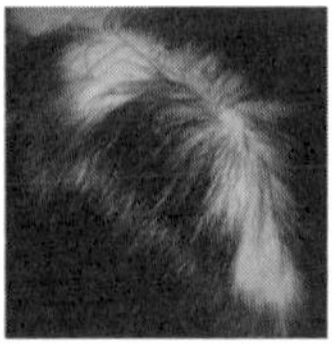

摂取直前

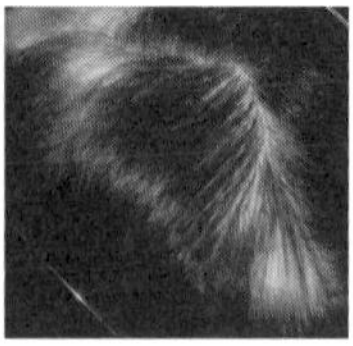

新しいサプリ摂取1カ月後

当クリニックではカプサイシンとイソフラボンに加えて、タキシフォリン含有のサプリメントを治療に取り入れています。このサプリメントも育毛物質ＩＧＦ－１を増やすと考えられますが、育毛効果以外にＩＧＦ－１のもつ血流増加作用、鎮静作用、さらに抗疲労作用により、脱毛症以外にもいろいろな健康効果が確認されています。

写真は、重症の円形脱毛症の10代の女性の頭部です。当クリニックの治療で、明らかな改善が得られていましたが、さらにタキシフォリン含有のサプリメントを加えると、服用後1カ月で、その前の1カ月に比べて、著明な改善が見られました（写真)。このサプリメントは、育毛効果のほかに、抗疲労効果、睡眠改善効果、さらに抗うつ効果が認められています。

ぐっすり寝られたのが驚きで、効果はてき面

円形脱毛症(40代・女性)

「新しいサプリを1日飲んだだけで、ぐっすり眠れて驚きました!」――これは、円形脱毛症の40代女性の声です。治療の中断後、円形脱毛症が再発しましたが、育毛物質IGF-1を増やす当クリニックの治療を再開し、現在改善中です(写真)。

この患者さんは当クリニックの治療に伴い、肩こりも気にならなくなったのですが、ストレスを抱えており、寝つきが悪く、寝てからも途中で目が覚める中途覚醒が多かったのです。そこで、IGF-1を増やすタキシフォリン含有のサプリメントを服用し

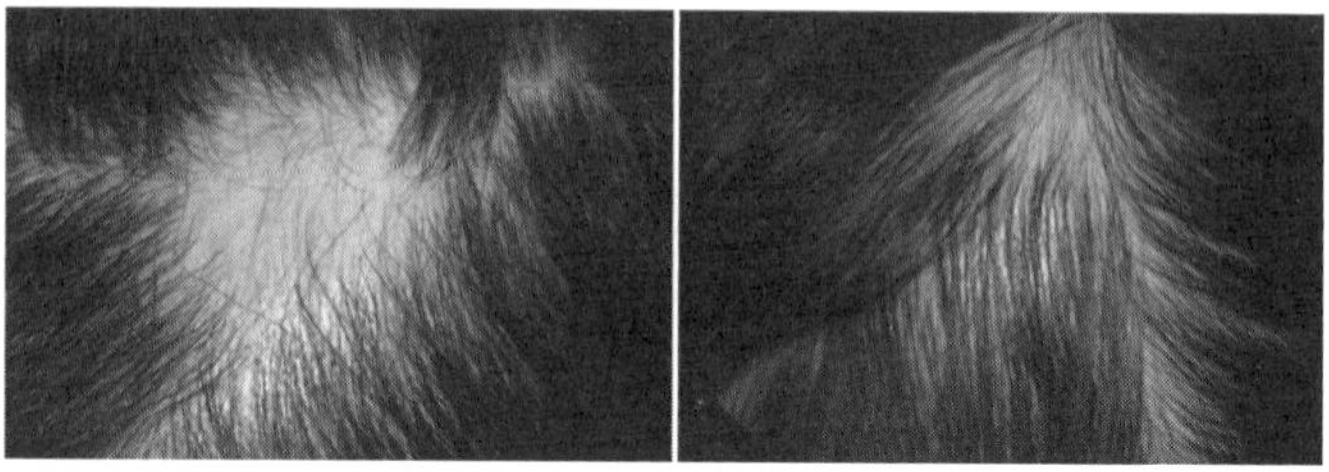

再発時　　治療5カ月後

てもらうと、その数日後に電話で、「ぐっすり眠れて驚きました！」との声を発せられました。タキシフォリン含有のサプリメントを飲んで、夜中に1度も目が覚めることがなくなり、疲労感も和らいでびっくりされていたようで、お礼の言葉もいただきました。

他の患者さんからも、タキシフォリン含有のサプリメントを飲み始めて、寝覚めがよくなり、疲れなくなったとの感想をいただいています。IGF－1には、鎮静効果と抗疲労効果があるため、このような効果が現れたのです。

子供にも飲めるタキシフォリン含有のサプリメントの併用で元気に

円形脱毛症（3歳・男子）

「新しいサプリで、よく眠るようになり、ますます元気になりました」――これは、円形脱毛症の3歳男子のお母さまの声です。当クリニックは、カプサイシンとイソフラボンを含むサプリメントを基本に、それぞれの脱毛症のタイプに応じて、効果的な薬剤を組み合わせて、最も育毛物質IGF－1が増える治療を行っています。この治療により、男性型脱毛症、女性型脱毛症のみならず、通常の皮膚科治療では無効な場合がほとんどの重症円形脱毛症の治療にも、明らかな効果を認めています。

このたび、タキシフォリン含有のサプリメントを加えることで、治療効果が、さらに高まることがわかりました。この男の子はカプセルが飲めないので、セファランチンの粉薬で治療し、効果が出ていましたが、さらに水に溶けるタキシフォリン含有のサプリメントを併用して治療を行いました。その結果、このサプリメントを摂取する

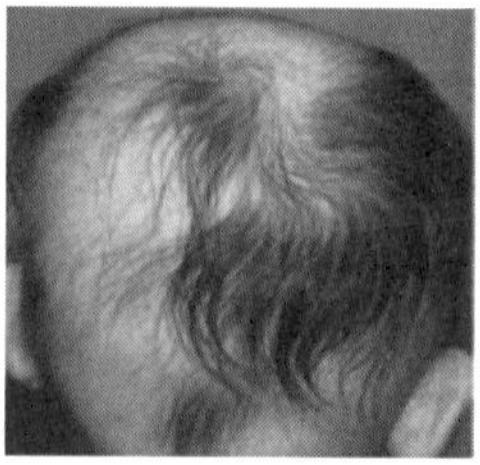

治療前

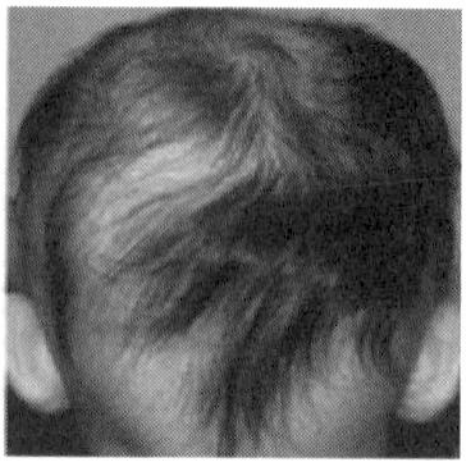

治療 1.5 カ月後
（新しいサプリ摂取 1.5 カ月前）

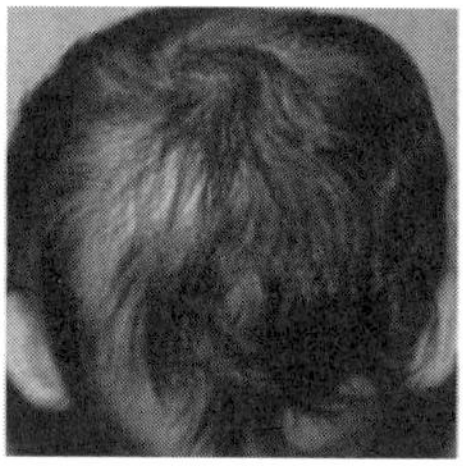

治療 3 カ月後
（新しいサプリ摂取直前）

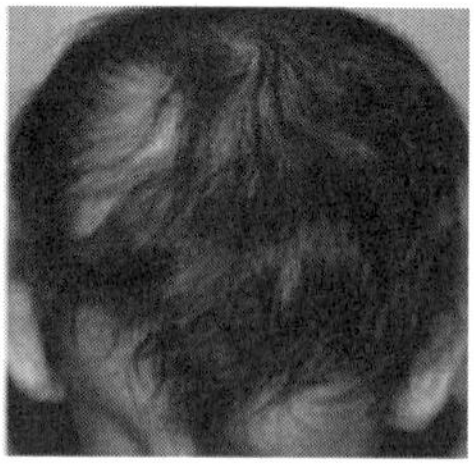

治療 4.5 カ月後
（新しいサプリ摂取 1.5 カ月後）

前の1・5カ月間に比べて、摂取後の1・5カ月後は明らかに効果が高くなっていることが分かります（治療4・5ヵ月後）。

　また、このタキシフォリン含有のサプリメントは、IGF-1を増やすことで育毛効果のほかに、抗疲労効果と深い睡眠をもたらします。お母さまも、このことを感じられて、この言葉を発せられたのでしょう。このサプリメントは、胃の刺激症状がなく、カプサイシンが飲みづらい方にお勧めです。そして、育毛効果のほかに、その抗疲労効果と朝の寝覚めの良さが体験できます。

おわりに

「病は毛から」——体の内側から健康になることが薄毛解決の近道

血液学を専門に研究を積み重ねてきた私が、「毛髪内科」という日本で初めての専門クリニックを開設して5年。薄毛や脱毛症に悩む多くの患者さんを診てきて、痛切に感じるのは薄毛や脱毛症は髪の毛だけの問題ではないということです。薄毛は、体の内部の異常を示すサインだということを日々感じています。「病は気から」という諺があります。これは、気の持ちよう、つまり心の状態が病気が起こるとき、また、その治り方に大きく影響するので、身体の治療とともに、気を癒すことが治療では重要という意味です。薄毛や脱毛症に悩んでいる人に接していると、「病は毛から」とも言えるのではないかと思うことがあります。脱毛は、毛髪の異常として表われますが、体の内側の異常の反映であり、毛の異常を治すことで、もちろん、外見上の劣等感というストレスから解放されることもありますが、毛の異常の原因となっている体の異常も治ってしまうと感じるからです。

髪の毛が生えるように頭部をマッサージしたり、毛が生えるはずもないシャンプーを工夫したり、また育毛剤などで治療しようとしても、部分的に、そして一過性に毛が生えても、ほとんど効果はありません。体の中から脱毛の原因を改善していく必要があるのです。といって、なにも大袈裟なことをしなければならないというわけではありません。例えば、中高年の男性に多い男性型脱毛症。加齢とともに髪が薄くなるのは仕方がないと諦めていませんか。

しかし、同じ年代なのに、うらやましいほど黒々としている人との違いはどこにあるのでしょうか。遺伝……？　決してそれだけではないのです。長い年月にわたって積み重ねてきた生活習慣も大きく関係しています。食生活であり、睡眠時間であり、ストレスであり……あらゆる生活習慣の違いが現れているのです。年をとって病気になる人とそうでない人の差と同じと考えられます。血圧の高い人、ガンになりやすい人、血管の病気になりやすい人、糖尿病になりやすい人と同じように、薄毛は遺伝に加えて、体の内部の問題、すなわち、ＩＧＦ－１の産生の程度の差が大きく関与しているのです。

口から入った食物によって、胃や消化器の知覚神経が刺激されてＩＧＦ－１が増え、その結果として育毛効果があることは本書で説明したとおりです。それは著明な効果を発揮しました。血液学という全く新しいアプローチだったからこそたどり着けた薄毛改善法でした。特にトウガラシに含まれるカプサイシンや豆腐に含まれるイソフラボンが、劇的に効果があったのです。

その後、昨年（平成28年）の末に、カプサイシンとイソフラボンに加えて、抗酸化力と抗糖化力に優れた、おそらくＩＧＦ－１を増やすであろうと考えられるタキシフォリンのサプリメントの摂取を追加したところ、以前よりも明らかに高い効果が現れました。そして同時に、肌のツヤがよくなった、シワが目立たなくなったという声とともに、よく寝られるようになった、カゼをひかなくなった、病気をしなくなった、高い血圧が下がってきたなどの感想を述べられる患者さんが増えてきたのです。「タキシフォリン」はアンチエイジングの理想的なサプリメントといえるでしょう。まさに、体の内部から薄毛を治せば、健康を取り戻すことができるのです。逆に、薄毛を放置しておくと、健康からどんどん遠ざかることにもなりかねません。

かつては、薄毛や脱毛症は治らないと言われていました。いまでも治らないものと諦めている人がいますが、決してそんなことはないのです。本書で紹介したＩＧＦ－１を増やす治療を行った患者さんたちの改善例が従来の常識を覆した証拠です。髪の毛を取り戻すことは、健康を取り戻すことなのです。そしてタキシフォリンの原料であるカラマツは〝神の木〟であるとともに〝髪の木〟でもありました。

◉著者プロフィール

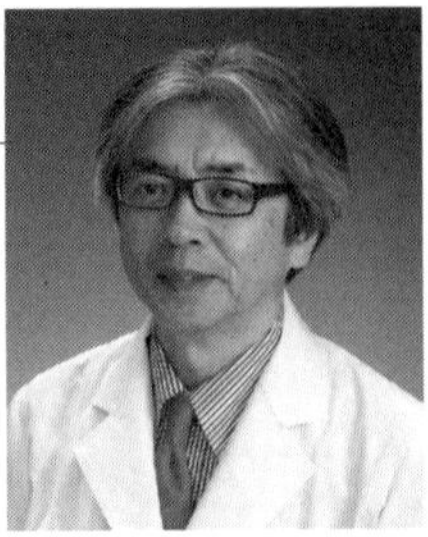

医学博士 **岡嶋 研二**（おかじま けんじ）

名古屋Kクリニック院長

1978年、熊本大学医学部卒業。その後、熊本大学で医学博士の学位を取得し、ウイーン大学医学部留学を経て、2005年に名古屋市立大学大学院医学研究科教授に就任。2012年、自らの血液学研究の中で、偶然に見出した研究成果を脱毛症治療に応用するために、名古屋 Kクリニックを開院。世界で初めての理論で、これまでに不治と言われていた重症の脱毛症の治療に成果を収めており、脱毛症で悩む幼児から高齢者まで、多くの患者が、日本全国から来院している。著書に『髪がみるみる生える、ふえる、きれいになる25の習慣』（主婦の友社）、『薄毛の食卓』（マガジンハウス）など多数。

本書を最後までお読みいただきまして
ありがとうございました。

本書の内容についてご質問などございましたら、
小社編集部までお気軽にご連絡ください。

平原社編集部

TEL:03-6825-8487

IGF-1と血流を増やせば
髪はみるみる生えてくる!

二〇一七年九月八日　第一版第一刷発行
二〇二四年一〇月二〇日　第二刷発行

著者　岡嶋　研二
発行所　株式会社　平原社
東京都新宿区喜久井町三四番地　九曜舎ビル三階
(〒一六二-〇〇四四)
電話　〇三-六八二五-八四八七
FAX　〇三-五二九六-九一三四

印刷所　株式会社シナノ

ISBN978-4-938391-61-4